总 主 编　李焕德　朱运贵　原海燕
副总主编　陈卫红　肖轶雯　张　超　廖建萍

处方审核实践系列教程
神经系统疾病、精神障碍分册

主　编　原海燕　雷艳青

编　者　(按姓氏笔画排序)

朱运贵 (中南大学湘雅二医院)

刘　黎 (湖南省脑科医院／湖南省第二人民医院)

李焕德 (中南大学湘雅二医院)

肖轶雯 (中南大学湘雅二医院)

张　超 (湖南省药学会)

罗　芬 (中南大学湘雅二医院)

贾素洁 (中国医学科学院皮肤病医院)

原海燕 (中南大学湘雅二医院)

雷艳青 (湖南省脑科医院／湖南省第二人民医院)

雷海波 (湘潭市中心医院)

熊巨良 (邵阳学院附属第二医院)

人民卫生出版社
·北　京·

图书在版编目（CIP）数据

处方审核实践系列教程. 神经系统疾病、精神障碍分册 / 原海燕，雷艳青主编. —北京：人民卫生出版社，2023.3

ISBN 978-7-117-32383-3

Ⅰ.①处… Ⅱ.①原…②雷… Ⅲ.①神经系统疾病—处方—检查—教材②精神障碍—处方—检查—教材 Ⅳ.①R451

中国版本图书馆 CIP 数据核字（2021）第 230205 号

人卫智网	www.ipmph.com	医学教育、学术、考试、健康，购书智慧智能综合服务平台
人卫官网	www.pmph.com	人卫官方资讯发布平台

处方审核实践系列教程
神经系统疾病、精神障碍分册
Chufang Shenhe Shijian Xilie Jiaocheng
Shenjing Xitong Jibing、Jingshen Zhang'ai Fence

主　　编：原海燕　雷艳青
出版发行：人民卫生出版社（中继线 010-59780011）
地　　址：北京市朝阳区潘家园南里 19 号
邮　　编：100021
E - mail：pmph @ pmph.com
购书热线：010-59787592　010-59787584　010-65264830
印　　刷：三河市尚艺印装有限公司
经　　销：新华书店
开　　本：787×1092　1/16　　印张：15.5　　插页：15
字　　数：377 千字
版　　次：2023 年 3 月第 1 版
印　　次：2023 年 4 月第 1 次印刷
标准书号：ISBN 978-7-117-32383-3
定　　价：59.00 元

打击盗版举报电话：010-59787491　E-mail：WQ @ pmph.com
质量问题联系电话：010-59787234　E-mail：zhiliang @ pmph.com
数字融合服务电话：4001118166　E-mail：zengzhi @ pmph.com

《处方审核实践系列教程》专家指导委员会

成员名单(按姓氏笔画排序):

王立新	文晓柯	尹 桃	邓 楠	邓银华	左亚杰	左笑丛
史志华	朱运贵	伍 奕	任志强	刘 湘	刘 韶	刘世坤
刘芳群	刘昌发	刘莉萍	阳 波	李 昕	李 荣	李 勇
李 德	李焕德	李湘斌	肖轶雯	何益锋	何鸽飞	张 超
张毕奎	张继红	张赞玲	陈 碧	陈卫红	范秀珍	周玉生
周伯庭	周望溪	赵 昕	段菊屏	姚敦武	聂孝平	原海燕
徐 萍	郭爱枝	雷艳青	廖建萍	黎 敏	颜 涛	魏 龙

序　言

2019 年 12 月 1 日施行的《中华人民共和国药品管理法》第七十二条规定：医疗机构应当坚持安全有效、经济合理的用药原则，遵循药品临床应用指导原则、临床诊疗指南和药品说明书等合理用药，对医师处方、用药医嘱的适宜性进行审核。医疗机构以外的其他药品使用单位，应当遵守本法有关医疗机构使用药品的规定。2018 年 7 月 10 日国家卫生健康委员会等发布了《医疗机构处方审核规范》，明确了药师是处方审核工作的第一责任人。处方审核工作作为处方调配质量的关键环节，越来越受到广泛重视，做好处方审核工作也是优化药学服务的核心内容。

处方审核工作是一项与临床医学同步发展的工作。处方审核不仅是药师的职责，同时还要求医师、护师甚至患者的多方合作，作为审方的第一责任人，药师必须具备良好的沟通能力与沟通技巧。开展好处方审核工作，要求药师具备全面的药学基础知识，同时跟踪好临床不断推出的各类临床指南、指导原则、专家共识及不断涌现的新药品信息。开展好处方审核工作，同时要克服处方量大、药物品规多、交互影响因素繁杂等困难，这就要求药师具备一定的信息技术处理运用能力，应用现代化信息技术快速精准审核处方。

根据实际、实践、实用的原则，湖南省药学会、湖南省药师技能培训中心、湖南省药学会药房装备与信息技术专业委员会自 2019 年 3 月起，举办了 17 期全省的处方审核培训学习班，共培训学员 1 800 余人，得到了各级医疗机构的好评。为了使该项工作进一步规范化、持续化，湖南省药学会成立了处方审核专家指导委员会，组织参与授课的教师对培训讲义进行多次系统修订，根据临床实际要求，编写了《处方审核实践系列教程》，共 8 个分册：《抗感染药物分册》《神经系统疾病、精神障碍分册》《心血管系统疾病、内分泌代谢疾病分册》《呼吸系统疾病、消化系统疾病与电解质及营养分册》《血液系统疾病、风湿免疫性疾病、泌尿生殖系统疾病分册》《肿瘤、疼痛分册》《皮肤科疾病、五官科疾病分册》《中成药分册》。为了便于记忆，教程每个分册通过思维导图的方式进行了要点提炼，书中的案例全部来源于临床真实样本，具有一定的代表性与参与性。为了配合中医药的发展，本系列教程增设了《中成药分册》，涉及中成药的处方审核内容，提升了本系列教程应用的广泛性。本系列教程不但适合处方审核培训使用,亦可以作为实际操作中的参考用书,满足各级医院处方审核工作的需要。

本系列教程的出版,特别要感谢所有参与编写的经验丰富的专家,他们认真地完成了体系架构设置、具体内容编写和校对任务;也要感谢所有审稿专家为本系列教程的改进和质量提升付出的心血;同时要感谢广大的学员,他们在处方审核的实践中向我们提出了宝贵意见,使本书内容更加丰富和完善。

处方审核是一个动态的过程,本系列教程尽管力求全面详尽,但难以满足不断变化的临床需求,只能做到抛砖引玉,提供方法、要点,仍需要不断的、全面的完善。由于时间仓促,本系列教程若有疏漏之处,欢迎广大读者提出宝贵意见。

李焕德　朱运贵　原海燕

2023 年 2 月

前　言

随着医药科技的进步,人们对神经精神疾病的认识逐步提高,新的治疗药物不断出现。治疗神经精神疾病的药物应用无疑给患者的康复带来了福音,甚至挽救和延长了他们的生命,但是不合理的使用也带来了毒副作用,影响治疗效果甚至威胁生命安全。

作为《处方审核实践系列教程》的一个分册,《神经系统疾病、精神障碍分册》分上篇和下篇两部分,上篇为神经系统疾病,分五章,包括脑血管疾病、帕金森病、阿尔茨海默病、癫痫和麻醉药;下篇为精神障碍,分六章,包括精神分裂症、抑郁障碍、双相情感障碍、焦虑障碍、睡眠障碍和注意缺陷多动障碍。每章涉及疾病概述、治疗药物及审方要点、审方实操案例三部分内容;治疗药物及审方要点采用思维导图和表格的形式列出药物的共性及个性审方要点,审方实操案例都来自临床实际工作。该分册将思维导图应用到审方要点的梳理工作中,读者可以有效地、形象地、有逻辑地学习相关知识。本分册编者均为具有丰富审方经验的专科临床药师,编写内容主要参考药品说明书、《中华人民共和国药典》、权威指南等资料,并经神经精神治疗及用药领域的专家审核而成。希望药师通过对本书的学习,能够掌握相关药物的审方要点,并应用到临床审方工作中,为临床合理用药尽药师之力。

本分册的编写得到了很多专家的支持和帮助,谨致谢意。由于编者水平和经验有限,疏漏与不足之处在所难免。希望读者多提宝贵意见,让我们共同努力,承担起处方审核工作的责任,切实提高患者药物治疗的安全性、有效性和经济性。

编　者

2023 年 3 月

目　录

上篇　神经系统疾病

下篇 精神障碍

上篇
神经系统疾病

第一节　脑血管疾病概述

脑血管疾病（cerebrovascular disease，CVD）是脑血管病变导致脑功能障碍的一类疾病的总称。它包括血管腔闭塞或狭窄、血管破裂、血管畸形、血管壁损伤或通透性发生改变、各种脑血管病变引发的局限性或弥漫性脑功能障碍，但不包括血流动力学异常等因素导致的全脑缺血或缺氧所引发的弥漫性脑功能障碍。脑卒中（stroke）为脑血管疾病的主要临床类型，包括缺血性脑卒中和出血性脑卒中，以突然发病、迅速出现局限性或弥漫性脑功能缺损为共同临床特征，为一组器质性脑损伤导致的脑血管疾病。

一、缺血性脑血管疾病

1. **概述**　缺血性脑血管疾病包括短暂性脑缺血发作（transient ischemic attack，TIA）、脑梗死（cerebral infarction）、脑动脉盗血综合征、慢性脑缺血。下面重点介绍短暂性脑缺血发作和脑梗死。

（1）短暂性脑缺血发作：指脑、脊髓或视网膜局灶性缺血所致的、未发生急性脑梗死的短暂性神经功能障碍，一般持续 10~15 分钟，多在 1 小时内恢复。研究显示，在由"传统时间 - 症状"定义诊断下的 TIA 患者中，30%~50% 在弥散加权成像（diffusion weighted imaging，DWI）中出现了新发脑梗死，鉴于此，2009 年美国心脏协会（American Heart Association，AHA）对 TIA 定义进行了更新，认为有无梗死病灶是鉴别诊断 TIA 和脑梗死的唯一依据，而不考虑症状持续时间，淡化了"时间 - 症状"的概念，强调了"组织学损害"。

（2）脑梗死：又称缺血性脑卒中，是指各种脑血管病变所致脑部血液供应障碍，导致局部脑组织缺血、缺氧性坏死，而迅速出现相应神经功能缺损的一类临床综合征。脑梗死是脑卒中的最常见类型，占 70%~80%。

依据局部脑组织发生缺血坏死的机制可将脑梗死分为三种病理生理学类型：脑血栓形成（cerebral thrombosis）、脑栓塞（cerebral embolism）和血流动力学机制所致的脑梗死。脑血栓形成和脑栓塞均是由于脑供血动脉急性闭塞或严重狭窄所致，占全部急性脑梗死的80%~90%。前者急性闭塞或严重狭窄的脑动脉是因为局部血管本身存在病变而继发血栓形成，故称为脑血栓形成；后者急性闭塞或严重狭窄的脑动脉本身没有明显病变或原有病变无明显改变,是由于栓子阻塞动脉所致,故称为脑栓塞。血流动力学机制所致的脑梗死,其供血动脉没有发生急性闭塞或严重狭窄,是由于近端大血管严重狭窄加上血压下降,导致局部脑组织低灌注,从而出现的缺血坏死,占全部急性脑梗死的 10%~20%。

2. 临床表现

(1) 短暂性脑缺血发作:好发于中老年人,男性多于女性,患者多伴有高血压、动脉粥样硬化、糖尿病或高脂血症等脑血管病危险因素。发病突然,局部脑或视网膜功能障碍历时短暂,最长时间不超过 24 小时,不留后遗症状。由于微栓塞导致的脑缺血范围很小,一般神经功能缺损的范围和严重程度比较有限。偶见新鲜松散的大血栓(如阵发性房颤)阻塞颈动脉后栓子很快破碎、自溶和血管再通,表现短暂性、大面积严重脑缺血症状。TIA 常反复发作。血流动力学改变导致的 TIA,因每次发作缺血部位基本相同,而临床表现相似或刻板;微栓塞导致的 TIA,因每次发作受累的血管和部位有所不同,而临床表现多变。

(2) 脑梗死:动脉粥样硬化性血栓性脑梗死、脑栓塞、腔隙性脑梗死是缺血性脑卒中最常见的类型,其中动脉粥样硬化性血栓性脑梗死占缺血性脑卒中的 60%~80%,起病相对较快,常在数分钟、数小时甚至 1~2 天达到高峰,不少患者在睡眠中发病,约 15% 的患者以往经历过 TIA。脑梗死的主要临床表现可区分为前循环和后循环,或称颈动脉系统和椎 - 基底动脉系统症状。

1) 颈动脉系统脑梗死:主要表现为病变对侧肢体瘫痪或感觉障碍;主半球病变常伴不同程度的失语,非主半球病变可出现失语或认知障碍等高级皮质功能障碍。其他少见的临床表现包括意识障碍、共济失调、不随意运动及偏盲等。

2) 椎 - 基底动脉系统脑梗死:累及枕叶可出现皮质盲、偏盲;累及颞叶内侧海马结构,可出现近记忆力下降;累及脑干或小脑可出现眩晕、复视、吞咽困难、霍纳综合征、双侧运动不能、交叉性感觉及运动障碍、共济失调等;累及脑干上行网状激活系统易出现意识障碍。

3) 腔隙性脑梗死:是指脑或脑干深部血管直径 100~400μm 的穿通动脉阻塞所引起的缺血性小梗死灶,梗死病灶直径为 0.2~1.5mm,主要累及前脉络膜动脉、大脑中动脉、大脑后动脉或基底动脉的深穿支。主要见于高血压患者。受累部位以多寡为序有壳核、脑桥基底、丘脑、内囊后肢和尾状核;另外也可累及内囊前肢、皮质下白质、小脑白质和胼胝体。腔隙性梗死的预后良好。但多次发生腔隙性脑梗死而产生的多发性腔隙性梗死或称腔隙状态,可导致假性延髓麻痹和血管性认知功能障碍。

3. 治疗原则

(1) 一般处理

1) 吸氧与呼吸支持:合并低氧血症者(氧饱和度低于 92% 或血气分析提示缺氧)应给予吸氧,气道功能严重障碍者应予气道支持及辅助呼吸。无低氧血症者不需常规吸氧。

2) 心脏监测与心脏病变处理:脑梗死后 24 小时内应常规进行心电图检查,必要时进行心电监护,以便早期发现心脏病变并进行相应处理;避免或慎用增加心脏负担的药物。

3) 体温控制:对体温升高的患者应明确发热原因,如存在感染应给予抗生素治疗;对体温 >38℃ 的患者应给予退热措施。

4)营养支持:脑卒中后应重视液体及营养状态评估,必要时给予营养剂补液支持。

5)急性并发症的处理:注意处理脑水肿、颅内压增高、肺部感染、卒中后抑郁等并发症。

(2)危险因素控制

1)血压控制:准备溶栓及桥接血管内取栓者,血压应控制在收缩压<180mmHg、舒张压<100mmHg;缺血性脑卒中后24小时内血压升高者应谨慎处理。脑卒中患者低血压可能的原因有主动脉夹层、血容量减少及心输出量减少等。应积极查明原因,给予相应处理。

2)血糖控制:脑卒中后高血糖对预后不利。血糖超过10.0mmol/L时给予胰岛素治疗。血糖低于3.9mmol/L时给予葡萄糖口服或注射治疗。

3)降脂治疗:对于非心源性缺血性脑血管疾病或TIA患者,无论是否伴有其他动脉粥样硬化证据,推荐给予高强度他汀类药物长期治疗以减少脑卒中和心血管事件的风险。

4)吸烟:有吸烟史的缺血性脑卒中或TIA患者应戒烟,缺血性脑卒中或TIA患者应避免被动吸烟,远离吸烟场所。

5)睡眠呼吸暂停:鼓励有条件的医疗单位对TIA患者进行呼吸睡眠监测。

6)高同型半胱氨酸血症:补充叶酸、维生素 B_6 以及维生素 B_{12} 可降低同型半胱氨酸水平。

(3)特异性治疗

1)溶栓:是目前最重要的恢复脑血流措施。重组组织型纤溶酶原激活剂(rt-PA)和尿激酶是我国主要使用的溶栓药物。溶栓方法包括静脉溶栓、动脉溶栓。

2)抗血小板聚集:具有高卒中复发风险(ABCD2评分≥4分)的急性非心源性TIA或轻型卒中(NIHSS总分≤3分)急性期患者(起病24小时内),应尽早给予氯吡格雷联合阿司匹林治疗21天(氯吡格雷首日负荷量300mg),随后氯吡格雷单药治疗(75mg/d),总疗程为90天。此后,氯吡格雷、阿司匹林均可作为长期二级预防一线用药。

3)抗凝:对大多数急性缺血性脑卒中患者,不推荐无选择地早期进行抗凝治疗;关于少数特殊患者的抗凝治疗,可在谨慎评估风险/效益比后慎重选择。

4)降纤:对不适合溶栓并经过严格筛选的缺血性脑卒中患者,特别是高纤维蛋白血症者可选用降纤治疗。

5)扩容、改善脑循环:对一般缺血性脑卒中患者,不推荐扩容。对于低血压或脑血流低灌注所致的急性脑梗死如脑分水岭梗死可考虑扩容治疗,但应注意可能加重脑水肿、心力衰竭等并发症,对有严重脑水肿及心力衰竭的患者不推荐使用扩容治疗。改善脑循环是治疗缺血性脑卒中的重要环节,溶栓、抗血小板聚集、抗凝、降纤、扩容均有助于重建或改善发生障碍的脑循环。

6)神经保护:神经保护剂是针对急性缺血或再灌注后细胞损伤的药物,可保护脑细胞,提高对缺血缺氧的耐受性。但这些药物治疗作用均缺乏多中心、随机双盲研究等循证医学证据。

二、出血性脑血管疾病

1. **概述** 出血性脑血管疾病包括蛛网膜下腔出血(subarachnoid hemorrhage,SAH)、脑出血(intracerebral hemorrhage,ICH)以及其他颅内出血。下面重点介绍蛛网膜下腔出血和脑出血。

(1)蛛网膜下腔出血:颅内血管破裂,血液流入蛛网膜下腔,称之为蛛网膜下腔出血。分为外伤性和自发性两种情况。自发性又分为原发性和继发性两种类型。原发性蛛网膜下腔出血为脑底或脑表面血管病变(如先天性动脉瘤、脑血管畸形、高血压脑动脉硬化所致的微动脉瘤等)破裂,血液流入到蛛网膜下腔,占急性脑卒中的10%左右;继发性蛛网膜下腔出血为脑内血肿穿破脑组织,血液流入蛛网膜下腔。

(2)脑出血:是指非外伤性脑实质内出血,发病率为每年(60~80)/10万,在我国占全部脑卒中的20%~30%。虽然脑出血发病率低于脑梗死,但其病死率却高于后者,急性期病死率为30%~40%。

2. 临床表现

(1)蛛网膜下腔出血:临床表现差异较大,轻者可没有明显临床症状和体征,重者可突然昏迷甚至死亡。以中青年发病居多,起病突然(数秒或数分钟内发生),多数患者发病前有明显诱因(剧烈运动、过度疲劳、用力排便、情绪激动等)。一般症状主要包括:头痛、脑膜刺激征、眼部症状、精神症状等。

(2)脑出血:常见于50岁以上患者,男性稍多于女性,寒冷季节发病率较高,多有高血压病史。多在情绪激动或活动中突然发病,发病后病情常于数分钟至数小时内达到高峰。少数也可在安静状态下发病。前驱症状一般不明显。

ICH患者发病后多有血压明显升高。由于颅内压增高,常有头痛、呕吐和不同程度的意识障碍,如嗜睡或昏迷等。

3. 治疗原则 急性期治疗目的是防止再出血,降低颅内压,减少并发症,治疗原发病和预防复发。

(1)内科治疗

1)一般处理:主张就近治疗,尽量避免搬动;应保持安静,卧床休息,减少探视;保持呼吸道畅通,及时清理呼吸道分泌物,必要时吸氧;如有高热则应积极降温治疗;加强护理,保持肢体的功能位;有意识障碍、消化道出血者宜禁食24~48小时,然后酌情安放胃管鼻饲以保证营养及维持水和电解质平衡。

2)脱水降颅内压,控制脑水肿:出血后脑水肿约在48小时达到高峰,维持3~5天后逐渐消退,严重时可使颅内压增高或形成脑疝,故应积极控制治疗。

3)控制高血压:脑出血后由于应激及颅内压的增高而出现血压短暂升高,因此通常可不使用抗高血压药。急性期过后血压持续升高者,应系统进行降血压治疗。急性期血压骤然下降提示病情危笃,应及时给予多巴胺、间羟胺等升压治疗。

4)防止再出血药物治疗:由于止血药物治疗脑出血临床疗效尚不确定,且可能增加血栓栓塞的风险,不推荐常规使用。

5)防止脑血管痉挛药物:治疗血管痉挛的原则是通过控制颅内压、减少需氧量、增加脑血流量达到减轻缺血性损害的目的。

6)并发症治疗:对于可能出现的并发症,如感染、应激性溃疡、抗利尿激素分泌异常综合征等进行对症处理。

(2)外科治疗:如出血量大或CT证实血肿继续扩大时,应及时手术治疗。

(3)康复治疗:脑出血后,只要患者病情稳定,康复治疗宜尽早进行。

【参考文献】

[1] 贾建平, 陈生弟. 神经病学. 8 版. 北京: 人民卫生出版社, 2018.

[2] 中华医学会神经病学分会, 中华医学会神经病学分会脑血管病学组. 中国急性缺血性脑卒中诊治指南 2018. 中华神经科杂志, 2018, 51 (9): 666-682.

[3] 中华医学会. 临床诊疗指南: 神经病学分册. 北京: 人民卫生出版社, 2006.

[4] 中华医学会神经病学分会, 中华医学会神经病学分会脑血管病学组. 中国各类主要脑血管病诊断要点 2019. 中华神经科杂志, 2019, 52 (9): 710-715.

[5] 国家卫生计生委脑卒中防治工程委员会. 中国短暂性脑缺血发作早期诊治指导规范 (2016).[2021-02-15]. http://guide. medlive. cn/guideline/11005.

✎ 笔记

第二节　缺血性脑血管疾病治疗药物及审方要点

缺血性脑血管疾病治疗药物包括抗血小板聚集药物、抗凝血药、溶栓药物、降低纤维蛋白原药物(简称"降纤药物")、改善脑血液循环药物、他汀类药物和其他类,药物审方要点见图 1-1。

一、抗血小板聚集药物

1. **作用机制**　通过抑制血小板花生四烯酸代谢、增加血小板内 cAMP、抑制 ADP 活化血小板、阻断 GP Ⅱb/Ⅲa 受体、抑制凝血酶等抑制血小板黏附、聚集以及释放,从而阻抑血栓形成。

2. **适应证**　见表 1-1。

3. **常用药物**　包括阿司匹林、双嘧达莫、氯吡格雷、西洛他唑、吲哚布芬、替罗非班。

4. **禁用与慎用(共性的)**　急性胃肠道溃疡、出血体质、严重肝肾心功能衰竭等禁用抗血小板类药物。

5. **不良反应(常见、严重)**　包括消化道损伤、出血、过敏等。

6. **特殊人群用药(共性的)**　这类药物大多在妊娠期和哺乳期禁用,详见表 1-1。

表 1-1 抗血小板聚集药物审方要点列表

药物	剂型	适应证	用法用量	特殊人群	禁忌	相互作用	注意事项
阿司匹林	片剂、胶囊剂	1. 预防心肌梗死，心房颤动，降低短暂性脑缺血发作及其继发脑卒中的风险，降低稳定型和不稳定型心绞痛患者的发病风险。 2. 用于动脉外科手术或介入术后，如 PTCA、CABG、动脉内膜切除术、动静脉分流术。 3. 治疗不稳定型心绞痛。 4. 脑卒中的二级预防	1. 脑卒中二级预防，100~300mg/次，1 次/d。 2. 降低短暂性脑缺血发作及其继发脑卒中的风险，100~300mg/次，1 次/d。 3. 动脉外科手术或介入术后，如 PTCA、CABG、颈动脉内膜切除术、动静脉分流术，100~300mg/次，1 次/d	1. 妊娠期最后 3 个月禁用。 2. 如未咨询医生，含有阿司匹林的药物不能应用于儿童或青少年伴有发热或病毒的病症感染。 3. 严重肝肾功能不全患者禁用	1. 对本药过敏患者。 2. 有使用水杨酸盐或含水杨酸物质、非甾体抗炎药导致哮喘病史的患者。 3. 急性胃肠道溃疡的患者。 4. 出血体质的患者。 5. 心功能衰竭的患者。 6. 与甲氨蝶呤（剂量为每周 15mg 或更多）合用的患者，因为阿司匹林增加甲氨蝶呤的血药浓度	1. 合用布洛芬会干扰阿司匹林对血小板的不可逆抑制作用。具有心血管风险的患者使用布洛芬可使阿司匹林的心血管保护作用受限。 2. 与抗凝血药合用增加出血的风险。 3. 由于减少肾清除而增加地高辛的血浆浓度。 4. 高剂量阿司匹林具有降血糖作用。 5. 可降低抗高血压药、利尿药（如螺内酯）尿剂、螺内酯）的疗效	1. 肠溶片不适用于急性心肌梗死患者的紧急应用。 2. 由于阿司匹林对血小板聚集的抑制作用可持续数天，可能导致手术中或术后出血增加。外科手术患者，应在术前 7 日停用本药，以免引起出血。 3. 长期大量用药应定期检测血细胞比容、凝血指标、肝功能
双嘧达莫	片剂、胶囊剂、注射剂	1. 用于抗血小板聚集，预防血栓形成。 2. 用于预防和治疗慢性冠脉循环不全、性冠脉循环不全、心肌梗死及弥散性血管内凝血。 3. 静脉制剂可用于心肌缺血的诊断试验	1. 抗血小板聚集、预防血栓形成 (1) 口服：25~50mg/次，3 次/d，餐前服用。 (2) 静脉滴注：30mg/次，1 次/d。使用粉针剂时，应先用 5% 葡萄糖注射液 250ml 稀释。 2. 血栓栓塞性疾病 (1) 片剂：25~100mg/次，3~4 次/d。 (2) 缓释胶囊：200mg/次，2 次/d，单用或与阿司匹林合用	1. 12 岁以下儿童用药安全性和有效性尚未确立。 2. 尚无孕妇用药的对照研究数据，使用应权衡利弊。 3. 本药可随乳汁排泄，哺乳期妇女慎用	对本药过敏患者	与阿司匹林合用时有协同作用，两者联用时，本药可减量至 100~200mg/d	治疗血栓栓塞性疾病时，本药剂量一般为 400mg/d，并分 4 次口服，否则抗血小板作用不明显（建议最好使用缓释制剂）

续表

药物	剂型	适应证	用法用量	特殊人群	禁忌	相互作用	注意事项
氯吡格雷	片剂	1. 近期心肌梗死患者(从几天到小于35天)、近期缺血性脑卒中患者(从7天到小于6个月)或已确诊外周动脉性疾病的患者。 2. 急性冠脉综合征合并的患者 (1) 非ST段抬高性急性冠脉综合征(包括不稳定型心绞痛或非Q波心肌梗死,包括经皮冠状动脉介入术后置入支架的患者),与阿司匹林合用。 (2) 用于ST段抬高性急性冠脉综合征患者,与阿司匹林联合,可合并在溶栓治疗中使用	成人和老年人:氯吡格雷的推荐剂量为75mg/次,1次/d。口服,与或不与食物同服	1. 尚无足够的孕妇用药临床研究资料,孕妇应避免使用。 2. 动物实验表明,本药随乳汁排泄。尚不清楚是否随乳汁排泄,服用本药时应停止哺乳	对本药任意成分过敏,严重的肝脏损伤,活动性病理性出血(如消化性溃疡或颅内出血)的患者	1. 与口服抗凝血药(如华法林)、阿司匹林、肝素、溶栓药物合用使出血风险增加。 2. 不推荐氯吡格雷与奥美拉唑或司美拉唑联合使用。 3. 与月见草、姜黄素、辣椒素、黑叶母菊、银杏属、大蒜、丹参合用可使出血风险增加	1. 急性心肌梗死的患者在急性心肌梗死最初几天不推荐进行氯吡格雷治疗。 2. 氯吡格雷延长出血时间,与其他药同时使用,以及用于有伤口(特别是在胃肠道和眼内)、手术或其他病理原因可能引起出血增多的患者应谨慎。患者择期手术,且无须抗血小板治疗,术前一周应停止使用氯吡格雷。 3. 服用本药时不推荐同时使用华法林

续表

药物	剂型	适应证	用法用量	特殊人群	禁忌	相互作用	注意事项
西洛他唑	片剂	1. 改善由于慢性动脉闭塞症引起的溃疡、肢痛、冷感及间歇性跛行等缺血性症状。2. 用于预防脑梗死后的复发(心源性脑梗死除外)	口服,成人,100mg/次,2次/d,可根据年龄、症状适当增减	1. 孕妇或有可能妊娠的妇女禁用。2. 哺乳期妇女应避免授乳。3. 儿童的有效性、安全性尚未建立。4. 一般来说,老年患者生理功能低下,因此应注意减量等	1. 出血(血友病、毛细血管脆弱症、所内出血、消化道出血、咯血、玻璃体积血、尿路出血等)(可能增加出血)的患者。2. 充血性心力衰竭患者(可能会加重症状)。3. 对本药的成分有过敏史的患者	本药主要由肝代谢酶CYP3A4代谢,一部分由CYP2C19、CYP2D6、CYP2C19所代谢。与CYP3A4抑制剂红霉素,利托拉韦和CYP2C19抑制剂奥美拉唑合用时需注意	1. 对脑梗死患者应在脑梗死症状稳定后开始给药。2. 在合并冠状动脉狭窄的患者中,当本品给药过程中出现过度心率增加时,有诱发心绞痛的可能性,此时,需采取给药停止或终止给药等适当的处置。3. 对脑梗死患者给药,在注意与其他药物相互作用的同时,对持续高血压患者的给药应慎重,给药期间需充分控制血压
吲哚布芬	片剂	动脉硬化引起的缺血性心血管病变、缺血性脑血管病变、静脉血栓形成。也可用于血液透析时预防血栓形成	口服,100~200mg/次,2次/d,餐后口服,65岁以上老年患者及肾功能不全患者以100~200mg/d为宜	孕妇及哺乳期妇女禁用	1. 对本药过敏者。2. 先天或后天性出血疾病患者	应避免与其他抗凝血药或阿司匹林等血药同时服用	有胃肠道活动性病变者禁用,使用非甾体抗炎药的患者慎用

续表

药物	剂型	适应证	用法用量	特殊人群	禁忌	相互作用	注意事项
替罗非班	注射剂	1. 用于冠脉缺血综合征患者行冠脉血管成形术或冠脉内斑块切除术的心脏缺血性并发症。 2. 用于不稳定型心绞痛或非 Q 波心肌梗死患者,预防心脏缺血事件的发生	1. 冠脉血管成形术或冠脉内斑块切除术,本药起始剂量为 10μg/kg,以于 3 分钟内静脉注射后,以 0.15μg/(kg·min)维持静脉滴注 36 小时,然后停用肝素。 2. 不稳定型心绞痛或非 Q 波心肌梗死,与肝素联用,最初 30 分钟,以 0.4μg/(kg·min)静脉滴注,以后按 0.1μg/(kg·min)静脉滴注维持静脉滴注	1. 对于 >75 岁的老年患者,因颅内出血风险明显增加,不建议使用替罗非班。 2. 对于严重肾功能不全[肾小球滤过率(GFR)<30ml/(min·1.73m²)]患者,替罗非班需减量。接受透析治疗的患者,禁用替罗非班	过敏、有活动性内脏出血,颅内出血史(30 天内)、颅内肿瘤、动静脉畸形及动脉瘤、血小板减少症患者	1. 替罗非班与肝素和阿司匹林联用时,比单独使用肝素和阿司匹林出血的发生率增加。与其他影响止血的药物(如华法林)合用时应谨慎。 2. 与β受体拮抗剂、钙通道阻滞剂、非甾体类抗炎药及硝酸酯类联用,未见有临床意义的不良相互作用	慎用于近期(1年内)出血,包括胃肠道出血或有临床意义的泌尿生殖道出血;已知的凝血功能障碍、血小板异常或血小板计数 <150 000/mm³;1年内的脑出血病史;1个月内的大的外科手术或严重躯体创伤史;近期硬膜外手术;病史、症状或检查结果为壁间动脉瘤;严重的、难以控制的高血压(收缩压 >180mmHg 和/或舒张压>110mmHg);急性心包炎;慢性出血性视网膜病、透析

审方实操案例

审方实操案例使用步骤：

1. 阅读门诊处方或者医嘱。
2. 在审方思维训练卡中规范性审核"□"勾选相应问题。
3. 在适宜性审核的表格中填写答案。

抗血小板聚集药物审方实操案例

门诊处方

×× 省 ×× 医院处方			
姓名：李某某	性别：男	年龄：56 岁	日期：20200618
科室：神经内科	处方号：×××××××		医保属性：自费
身份证号：××××××		单位或住址：××××××	
诊断：1. 冠心病；2. 消化性溃疡			
Rp：			
药名	规格和数量	单次用量	用法
硫酸氢氯吡格雷片	75mg×7 片	75mg	口服，1 次 /d
奥美拉唑肠溶片	20mg×7 片	20mg	口服，1 次 /d
处方医师：×××	审核药帅：×××	调配药师：×××	

审方思维训练卡

一、规范性审核（在相应的方框内打钩）

□ 处方内容缺项。

□ 医师签名、签章不规范。

□ 新生儿、婴幼儿处方未写明日龄、月龄或体重。

□ 西药、中成药与中药饮片未分别开具处方。

□ 未使用药品规范名称开具处方。

□ 用法、用量使用"遵医嘱""自用"等含混不清字句。

□ 开具处方未写临床诊断或临床诊断书写不全。

□ 单张处方超过 5 种药品。

□ 门诊处方超过 7 日用量，急诊处方超过 3 日用量。

二、适宜性审核（在表格内填写存在的问题）

药名	适应证	禁用/慎用	剂型/给药途径	用法用量	重复用药/相互作用
硫酸氢氯吡格雷片					
奥美拉唑肠溶片					

- -

参考答案：

该处方为用药不适宜处方。

√ 遴选药品不适宜：氯吡格雷禁用于消化性溃疡患者。

√ 联合用药不适宜：奥美拉唑和氯吡格雷联合用药,会抑制氯吡格雷代谢,使氯吡格雷不能代谢为有效的活性成分,从而使氯吡格雷疗效降低,不建议联用。

审方依据：

1. 硫酸氢氯吡格雷片药品说明书。
2. 奥美拉唑肠溶片药品说明书。

二、抗凝血药

1. **作用机制**　通过影响凝血过程的不同环节,直接或间接作用于凝血因子,从而阻止血液凝固。

2. **适应证**　参见表 1-2。

3. **常用药物**　包括普通肝素、低分子肝素、华法林、利伐沙班、达比加群酯、阿加曲班等。

4. **禁用与慎用（共性的）**　显著活动性出血患者、对选用的上述常用药物存在过敏者禁用。

5. **不良反应（常见、严重）**　主要为出血,其他具体不良反应参见表 1-2。

6. **特殊人群用药（共性的）**　参见表 1-2。

表1-2 抗凝血药审方要点列表

药物	剂型	适应证	用法用量	特殊人群	禁忌	相互作用	注意事项
普通肝素	注射剂、乳膏剂、片剂	1. 用于预防和治疗血栓形成或栓塞性疾病。 2. 用于多种原因引起的弥散性血管内凝血。 3. 可作为体外抗凝血药。 4. 本药乳膏外用于早期冻疮、皲裂、溃疡、湿疹及浅表性静脉炎	1. 肝素钠 (1)一般用法 1)深部皮下注射：首次给药5 000~10 000U，以后每8小时8 000~10 000U或每12小时15 000~20 000U，一日总量30 000~40 000U。 2)静脉注射：5 000~10 000U/次，或100U/kg，每4小时1次，用氯化钠注射液稀释。 3)静脉滴注：每20 000~40 000U，加入1 000ml氯化钠注射液中持续滴注，但滴注前应先静脉注射5 000U作为首次剂量。 (2)预防高危患者血栓形成，术前2小时先给药5 000U，应避免硬膜外麻醉，每8~12小时5 000U，共7天。 (3)早期冻疮、皲裂、溃疡、湿疹及浅表性静脉炎和软组织损伤外用：将本药乳膏适量涂于患处，2~3次/d。	1. 肝素钠 (1)儿童 1)静脉注射：首次50U/kg，以后给50~100U，小时给药。 2)静脉滴注：首次50U/kg，以后一日氯化钠注射液中缓慢加入20 000U/m²，化钠注射液中缓慢滴注。 (2)60岁以上老年人较敏感，应加强监测。 (3)孕妇或产后妇女应慎用，对先兆流产者禁用。 2. 肝素钙 (1)儿童：①静脉注射，初始给量为1次50~100U/kg，随后1次50~100U/kg，每4小时1次；②静脉滴注，儿童初始剂量为1次50U/kg，随后每4小时1次。 (2)老年人、孕妇应慎用	对本药过敏者，有自发出血倾向者，血液凝固迟缓性患者，重度血管通透性病变者，创伤或急性出血者，胃、十二指肠溃疡患者，溃疡性结肠炎患者，严重肝、胆囊疾病或黄疸患者，恶性高血压患者，活动性结核患者，内脏肿瘤患者，颅内出血或有颅内出血史者，胃肠持续引流者，胃肠减压置导管者，腰椎穿刺者，不能控制的活动性出血的严重肝素引起的严重Ⅱ型血小板减少者	1. 与甲巯咪唑、丙硫氧嘧啶合用，存在协同作用。 2. 与纠正酸中毒的药物（如碳酸氢钠、乳酸钠等）合用，可促进本药的抗凝作用。 3. 与香豆素及其衍生物合用，可导致出血。 4. 与阿司匹林及非甾体抗炎镇药合用，能诱发胃肠道溃疡出血。 5. 与双嘧达莫、右旋糖酐等合用，可能抑制血小板功能。 6. 与肾上腺皮质激素、促肾上腺皮质激素等合用，易诱发胃肠道溃疡出血。 7. 与依他尼酸、链激酶等合用，可加重出血风险。 8. 与透明质酸酶混合注射，两者应临时配伍使用，药物混合后不宜久置。	1. 对本药过敏者应提高警惕。 2. 若血浆中AT-Ⅲ活性降低，本药疗效较差，需输血浆或AT-Ⅲ。 3. 本药对已形成的血栓无溶解作用。 4. 本药乳膏剂勿直接涂于溃烂伤口和黏膜组织上，手避免接触眼睛部，不得大面积使用。 5. 给药期间应避免注射其他药物。 6. 临床上通常以血栓形成，剂量作为预防血栓形成，而大剂量则作为治疗血栓的剂量。 7. 需长期抗凝治疗时，可在本药应用的同时，加用双香豆类口服抗凝，36~48小时后停用本药，而后再单独口服抗凝药维持抗凝。 8. 治疗前宜测定凝血时间，治疗期间应测定凝血时间，血细胞比容、血小板计数、大便隐血等

续表

药物	剂型	适应证	用法用量	特殊人群	禁忌	相互作用	注意事项
普通肝素			2. 肝素钙 (1) 深部皮下注射：初次 5 000~10 000U，随后每次 5 000~10 000U，每 8 小时 1 次，或 10 000~20 000U/次，每 12 小时 1 次。 (2) 静脉注射：成人初次 5 000~10 000U，随后用氯化钠注射液 50~100ml 稀释，每 4 小时 1 次。50~100U/(kg·次)，用氯化钠注射液 50~100ml 稀释，每 4 小时 1 次。 (3) 静脉滴注：成人先为初始剂量，随后 20 000~40 000U/d，加入氯化钠注射液 1 000ml 中，持续滴注 24 小时			9. 与洋地黄、四环素、尼古丁、抗组胺药合用，可能部分对抗本药的抗凝作用。 10. 与硫酸鱼精蛋白合用，可中和本药的作用	

续表

药物	剂型	适应证	用法用量	特殊人群	禁忌	相互作用	注意事项
低分子肝素	注射剂,凝胶剂	预防静脉血栓栓塞性疾病,治疗已形成的深静脉血栓,联合阿司匹林用于不稳定型心绞痛和非 Q 波心肌梗死急性期的治疗	1. 低分子肝素钙 对深部静脉血栓治疗,应根据患者体重及血栓或出血的高危情况确定,一般每天用量为 184～200AXaIU/kg,分 2 次给予,每 12 小时给药 1 次,持续 10 天或遵医嘱。2. 低分子肝素钠 治疗血栓栓塞性疾病,2 次/d,皮下注射,0.4～0.6ml,通常疗程为 10 天	1. 妊娠期前 3 个月与产后慎用低分子肝素钙,禁用低分子肝素钠。2. 其他妊娠时期慎用低分子肝素钠。3. 哺乳期不推荐使用低分子肝素钠	1. 对低分子肝素或低分子肝素注射液中任何赋形剂过敏者。2. 有使用低分子肝素发生血小板减少的病史患者。3. 与止血异常有关的活动性出血或出血风险的增加,不是由肝素引起的弥散性血管内凝血除外。4. 存在可能引起出血的器质性损伤患者。5. 出血性脑血管意外。6. 急性感染性心内膜炎。7. 接受血栓栓塞性疾病,不稳定型心绞痛以及非 Q 波心肌梗死治疗的严重肾功能损害(肌酐清除率<30ml/min) 的患者	不建议与阿司匹林(包括其衍生物和其他水杨酸制剂)、非甾体抗炎药(全身性)、右旋糖酐 40(胃肠外途径)、噻氯匹定等联用,增加出血风险	1. 在脉丛可靠治疗方案的情况下,脊柱或硬膜外麻醉时应尤其小心。2. 应定期测定血小板计数、血红蛋白、大便隐血、血脂、肝肾功能。3. 治疗过程中应监测和体患者神经损伤的症状和体征

19

续表

药物	剂型	适应证	用法用量	特殊人群	禁忌	相互作用	注意事项
华法林	片剂	适用于需长期持续抗凝血的患者。 1. 用于治疗血栓栓塞性疾病,可防止血栓的形成和发展。 2. 用于治疗术后静脉血栓形成,并可作为心肌梗死后的辅助用药。 3. 对曾有血栓栓塞性疾病患者及有术后血栓栓塞并发症危险者,可用作预防性用药。	1. 血栓栓塞性疾病,静脉血栓形成,预防血栓并发症。发挥 口服,避免冲击治疗。第1~3天3~4mg/d(年老体弱及糖尿病患者半量即可),3天后可给维持量2.5~5mg/d(可参考凝血时间调整剂量使INR为2~3),本药起效缓慢,治疗最初3天内,由于血浆抗凝蛋白细胞被抑制,可能存在短暂高凝状态,如有必要立即给予肝素,待本药充分发挥抗凝效果后再停用肝素。 2. 深静脉血栓形成(DVT)或肺血栓栓塞(PE)口服,避免冲击治疗。开始2天,3~4.5mg/d,第3天根据凝血酶原时间(PT)调整剂量或使用维持量,每月测定PT 1~2次,DVT、PE治疗使INR为2~3,复发性PE,INR及复发性DVT及为3~4。	1. 儿童应按个体所需调整剂量。 2. 老年人应慎用。 3. 孕妇禁用	1. 严重过敏者。 2. 近期手术及术后3日内,脑、脊髓外科手术者。 3. 凝血障碍性疾病患者。 4. 肝肾功能损害患者、肝胆或泌尿生殖系统出血患者。 5. 活动性溃疡患者。 6. 脑血管出血及动脉瘤患者。 7. 外伤患者。 8. 心包炎、心包积液、亚急性细菌性心内膜炎、血管炎者。 9. 多发性关节炎患者。 10. 内脏肉瘤、出血性肉芽肿患者。 11. 严重高血压患者。 12. 维生素C或维生素K缺乏患者。 13. 先兆流产者。	1. 与阿司匹林、水杨酸钠、高血糖素、奎尼丁、吲哚美辛、保泰松、奎宁、依他尼酸、甲苯磺丁脲、甲硝唑、别嘌醇、红霉素、氯霉素、某些氨基糖苷类抗生素、头孢菌素类、苯碘达隆、西咪替丁、氯贝丁酯、右甲状腺素,对乙酰氨基酚合用可增强本药的抗凝作用。 2. 与水合氯醛合用可增强本药的药和毒性,合用时应减量慎用。 3. 与链激酶、尿激酶合用易导致危重出血,应避免合用。 4. 与苯妥英钠、巴比妥类、口服避孕药、雌激素、考来烯胺、利福平、维生素K类、氯噻酮、螺内酯、扑米酮、皮质激素等合用可降低本药的抗凝作用。	1. 不同患者对本药的反应不一,用量务必个体化。高代谢状态(甲亢、发热、肿瘤等)增加出血的风险,需慎用。 2. 依据PT而调整用量,一般维持正常对照值的1.5~2.5倍或以INR作为监控,将INR控制在2~3。 3. 由于本药系间接作用的抗凝血药,半衰期长,给药5~7天后才稳定,故维持量的足够与否必须观察5~7天才能判断。 4. 减少不必要的手术操作,避免过度劳累和易致损伤的活动,抗凝期需慎肌内注射时应延长局部压迫时间,碱性尿者口服抗凝血药期间尿色可呈红色至橘红色,当酸化尿液至pH 4以下时,若颜色消失即可排除血尿。

续表

药物	剂型	适应证	用法用量	特殊人群	禁忌	相互作用	注意事项
华法林			3. 左房室瓣病或房颤动伴栓塞，口服，先以全量肝素治疗，随后口服小剂量抗凝血药，采用低剂量本药抗凝使 INR 为 1.5~3			5. 与肾上腺皮质激素合用既可增强也可减弱本药的抗凝作用，有导致胃肠道出血的危险，不可合用	5. 用药期间应定期测定 INR、PT（应保持 25~30 秒），凝血因子 II 活性至少应为正常值的 25%~40%，并严密观察是否有出血。6. 疗程中应定期检查血常规及肝肾功能，应随访检查大便隐血
利伐沙班	片剂	用于择期髋关节或膝关节置换手术的成年患者，以预防静脉血栓形成	口服，10mg/次，1次/d。如伤口已止血，首次用药应于术后 6~10 小时进行。治疗疗程长短依据患者发生静脉血栓栓塞的风险而定，即由患者所接受手术类型而定。接受髋关节大手术的患者，推荐疗程为 5 周；接受膝关节大手术的患者，推荐疗程为 2 周	1. 18 岁以下儿童不推荐使用。2. 孕妇、哺乳期妇女禁用，育龄妇女用药期间应避孕。3. 特殊疾病状态。(1) 肾功能不全者：不推荐肌酐清除率 <15ml/min 的患者使用；肌酐清除率为 15~29ml/min 的患者慎用；肌酐清除率为 30~49ml/min 的患者合用本药及可升高本药血药浓度的药物时应谨慎。(2) 安装人工心脏瓣膜的患者不推荐使用	1. 对本药过敏者。2. 有临床明显活动性出血的患者。3. 有凝血异常和出血风险的肝病患者	1. 与细胞色素 CYP3A4 强效抑制剂、P糖蛋白强效抑制剂、HIV蛋白酶抑制剂合用可能导致出血风险升高，不推荐与以上药物合用。2. 与其他抗凝血药、抗血小板聚集药物合用，合使出血风险升高，合用时应谨慎。3. 与 CYP3A4 强效诱导剂合用可能使本药血药浓度降低，合用时应谨慎	1. 尚无对驾驶和操作机械能力影响的研究，但本药后有罕见头晕或晕厥操作机械不应驾驶或操作机械。2. 如发生漏服 1 次用药，应立即服用本药，并于次日继续每日服药 1 次。3. 在手术或操作前应停用本药至少 24 小时，用药前应权衡本药的出血风险和操作急迫性。4. 本药片剂中含有乳糖，有罕见的遗传性半乳糖不耐受、缺乏性葡萄糖吸收不良问题的患者不可使用本药

续表

药物	剂型	适应证	用法用量	特殊人群	禁忌	相互作用	注意事项
达比加群酯	胶囊剂	预防存在以下一个或多个危险因素的成人非瓣膜性心房颤动患者的脑卒中和全身性栓塞 (SEE): 先前曾有脑卒中、短暂性脑缺血发作或全身性栓塞; 左心室射血分数 <40%; 伴有心力衰竭的症状, 美国纽约心脏病协会 (NYHA) 心功能分级 ≥2 级; 年龄 ≥75 岁; 年龄 ≥65 岁, 且伴有以下任一疾病: 糖尿病、冠心病或高血压	降低非瓣膜性心房颤动患者脑卒中和全身性栓塞的风险: 口服, 肌酐清除率 (Ccr)>30ml/min 时, 150mg/ 次, 2 次 /d, 可与食物同服。Ccr 为 15~30ml/min 时, 75mg/ 次, 2 次 /d。此外, Ccr 为 30~50ml/min, 且与 P 糖蛋白抑制剂合用时, 因本药暴露量有升高的风险, 药量应减少为 75mg/ 次, 2 次 /d	1. 孕妇用药应权衡利弊。2. 哺乳期妇女慎用。3. 特殊疾病状态, 严重: (1) 晚期肝病, 严重瓣膜疾病患者不推荐使用本药。(2) Ccr 为 15~30ml/min 者应避免与 P 糖蛋白抑制剂合用。4. 重度肾功能不全者禁用	1. 对本药有严重过敏史者。2. 活动性病理性出血患者。3. 植有人工机械心脏瓣膜者	1. 与氯吡格雷合用可使本药的曲线下面积 (AUC) 和血药峰浓度 (C_{max}) 升高。2. 与 P 糖蛋白抑制剂合用可使达比加群酯的 AUC 和 C_{max} 升高。3. 与 P 糖蛋白诱导剂合用可使达比加群酯的 AUC 和 C_{max} 降低	1. 用水送服, 餐后或餐时服用均可。2. 勿打开胶囊。3. 如未按时服用本药, 应在当日尽快补服。4. 如在下一次服用时间前至少 6 小时未补服, 则跳过漏服的剂量, 不应服用双倍剂量。5. 按时评估肾功能、血红蛋白、血细胞比容、血压

续表

药物	剂型	适应证	用法用量	特殊人群	禁忌	相互作用	注意事项
阿加曲班	注射剂	1. 用于缺血性脑梗死急性期（发病48小时内），改善患者的神经症状（运动麻痹），日常活动障碍。 2. 用于慢性动脉闭塞症，改善四肢溃疡、静息痛及冷感等	1. 缺血性脑梗死急性期 静脉滴注，初始2日，60mg/d，以适当输液稀释，24小时持续滴注。其后5日，10mg/次，早晚各1次，每次滴注3小时。 2. 慢性动脉闭塞症 静脉滴注，10mg/次，2次/d。用每次滴注2~3小时，用药疗程在4周以内	1. 孕妇不宜使用。 2. 哺乳期妇女用药须停止哺乳	1. 对本药过敏者。 2. 严重出血患者。 3. 脑栓塞患者或有可能患脑栓塞者。 4. 伴高度意识障碍的严重脑梗死患者	1. 与抗凝血药（如肝素、华法林）,抗血小板聚集药物、血栓溶解药、降纤酶合用应减量，与低分子肝素合用，应密切监测出血症状和体征。 2. 与维生素A合用，出血的危险性增加	1. 发生出血应立即终止给药。 2. 停用本药2~4小时内抗凝血参数会回到基础值水平，肝损害会延长抗凝血作用的反转（>4小时）。 3. 缺血性脑梗死患者应进行计算机断层扫描（CT）检查，以排除脑出血。 4. 应监测活化部分凝血活酶时间（APTT）、活化凝血时间（ACT）、INR、凝血酶原时间（PT）、凝血酶时间（TT）

审方实操案例

审方实操案例使用步骤：

1. 阅读门诊处方或者医嘱。
2. 在审方思维训练卡中规范性审核"□"勾选相应问题。
3. 在适宜性审核的表格中填写答案。

抗凝血药审方实操案例

门诊处方

<table>
<tr><td colspan="4" align="center">×× 省 ×× 医院处方</td></tr>
<tr><td>姓名：徐某</td><td>性别：男</td><td>年龄：54 岁</td><td>日期：20200512</td></tr>
<tr><td>科室：急诊科</td><td colspan="2">处方号：×××××××</td><td>医保属性：自费</td></tr>
<tr><td colspan="3">身份证号：××××××</td><td>单位或住址：××××××</td></tr>
<tr><td colspan="4">诊断：1. 脑栓塞；2. 心房颤动；3. 侵袭性肺部真菌感染</td></tr>
<tr><td colspan="4">Rp:</td></tr>
<tr><td>药名</td><td>规格和数量</td><td>单次用量</td><td>用法</td></tr>
<tr><td>华法林钠片</td><td>3mg×100 片</td><td>3mg</td><td>口服，1 次 /d</td></tr>
<tr><td>伏立康唑片</td><td>200mg×30 片</td><td>400mg</td><td>口服，2 次 /d</td></tr>
<tr><td>处方医师：×××</td><td>审核药师：×××</td><td colspan="2">调配药师：×××</td></tr>
</table>

审方思维训练卡

一、规范性审核（在相应的方框内打钩）

□ 处方内容缺项。

□ 医师签名、签章不规范。

□ 新生儿、婴幼儿处方未写明日龄、月龄或体重。

□ 西药、中成药与中药饮片未分别开具处方。

□ 未使用药品规范名称开具处方。

□ 用法、用量使用"遵医嘱""自用"等含混不清字句。

□ 开具处方未写临床诊断或临床诊断书写不全。

□ 单张处方超过 5 种药品。

□ 门诊处方超过 7 日用量，急诊处方超过 3 日用量。

二、适宜性审核(在表格内填写存在的问题)

药名	适应证	禁用／慎用	剂型／给药途径	用法用量	重复用药／相互作用
华法林钠片					
伏立康唑片					

参考答案:

该处方为用药不适宜处方。

√ 联合用药不适宜:华法林主要的药物代谢酶为 CYP2C9,伏立康唑为 CYP2C9 的抑制剂,可抑制华法林的代谢,增加其血药浓度,进而可能导致凝血酶原时间延长,增加出血风险。当华法林与伏立康唑联用时,建议密切监测患者的凝血酶原时间,并据此调整抗凝血药的剂量。

审方依据:

1. 华法林钠片药品说明书。

2. 国家药典委员会 . 中华人民共和国药典:临床用药须知 .2015 年版 . 北京:中国医药科技出版社,2017.

三、溶栓药物

1. **作用机制** 通过直接或间接激活纤维蛋白溶解酶原变成纤维蛋白溶解酶(简称纤溶酶),从而激活纤溶系统,对已形成的急性血栓有溶解作用。

2. **适应证** 参见表 1-3。

3. **常用药物** 包括尿激酶、阿替普酶。

4. **禁用与慎用(共性的)** 对于活动性出血性疾病患者禁用,具体参见表 1-3。

5. **不良反应(常见、严重)** 可出现出血现象及过敏等不良反应。

6. **特殊人群用药(共性的)** 特殊人群选用的上述常用药物是否存在特性,具体参见表 1-3。

表1-3 溶栓药物审方要点列表

药物	剂型	适应证	用法用量	特殊人群	禁忌	相互作用	注意事项
尿激酶	注射剂	1. 用于血栓栓塞性疾病的溶栓治疗，包括广泛性肺栓塞、急性心肌梗死、急性脑血管栓塞（发病3~6小时）、冠状动脉栓塞（胸痛6~12小时）、视网膜动脉栓塞、严重髂-股静脉血栓形成及其他外周动脉血栓症状。 2. 用于防治人工心瓣膜手术后血栓形成，以及保持血管插管、胸腔及心包腔引流管的通畅	外周动脉血栓以生理盐水配制本品（浓度2 500U/ml），4 000U/min速度经导管注入血凝块。每2小时夹闭导管1次；可调整滴入速度为1 000U/min，直至血块溶解	1. 70岁以上的老年患者慎用本药。 2. 孕妇、哺乳期妇女慎用	1. 对尿激酶有超敏反应者。 2. 有活动性内部出血的患者。 3. 未控制的重度高血压患者。 4. 近期有颅内手术、脊椎手术或外伤的患者。 5. 有颅内肿瘤、动静脉畸形或动脉瘤的患者。 6. 已确诊为出血体质的患者。 7. 既往出现过脑血管意外的患者	1. 本药溶栓治疗可与阿司匹林合用。 2. 本药与抗凝血药合用须谨慎，若须合用，应严密监测。 3. 本药与肝素合用，可轻度降低再梗死发生率，但也增加出血风险。溶栓的疗效均需后继的肝素抗凝加以维持，并需监测活化部分凝血活酶时间，调整肝素剂量	使用前应进行血细胞比容、血小板计数、TT、PT、APTT测定。TT和APTT应小于2倍延长的范围，用药期间应密切观察患者反应，如脉率、体温、呼吸频率、血压、出血倾向等，至少每4小时记录1次

续表

药物	剂型	适应证	用法用量	特殊人群	禁忌	相互作用	注意事项
阿替普酶	粉针剂	1. 用于急性心肌梗死。对于急性心肌梗死6小时以内的患者，采取90分钟加速给药法；对于发病6~12小时的患者，采取3小时给药法。 2. 用于血流不稳定的大面积肺栓塞。 3. 用于急性缺血性脑卒中	急性缺血性脑卒中静脉给药，推荐剂量为0.9mg/kg（最大剂量为90mg），先静脉注射总剂量的10%，随后60分钟静脉滴注剩余剂量。在本药治疗后的24小时以内应避免使用阿司匹林或静脉给予肝素。若给予其他治疗（如深静脉血栓、以防治其他症状），则剂量不得超过10 000U，并由皮下注射给药	1. 不能用于治疗18岁以下急性脑卒中患儿。 2. 本药不能用于治疗80岁以上急性脑卒中患者。75~80岁老年患者慎用。 3. 孕妇、哺乳期妇女用药应权衡利弊	1. 对本药过敏的患者。 2. 有高危出血倾向的患者。 3. 不可用于治疗以下急性缺血性脑卒中的患者： (1) 缺血性脑卒中症状发作已超过3小时且尚未开始静脉滴注治疗或无法确知症状发作时间。 (2) 开始治疗前神经功能缺陷经轻微或症状迅速改善。 (3) 经临床或影像学检查评定为严重脑卒中者。 (4) 脑卒中发作时伴癫痫发作者。 (5) CT扫描显示有颅内出血迹象者。 (6) CT扫描显示无异常，但怀疑有蛛网膜下腔出血者。 (7) 48小时内曾使用肝素且凝血酶原时间高于实验室正常值上限者。 (8) 有脑卒中史并伴有糖尿病者。 (9) 近3个月有脑卒中发作者。 (10) 血小板计数低于100×10⁹/L者。 (11) 收缩压高于185mmHg或舒张压高于110mmHg或需要静脉给药控制血压者。 (12) 血糖低于2.8mmol/L或高于22.2mmol/L者。 (13) 18岁以下儿童。 (14) 80岁以上老年患者	1. 与香豆素类衍生物、口服抗凝血药、抗血小板聚集药物、普通肝素、GP Ⅱb/Ⅲa拮抗剂、低分子肝素和其他影响凝血的药物合用可显著增加出血的危险性。 2. 与依替巴肽合用可增加出血危险。 3. 与血管紧张素转换酶抑制药合用可能增加过敏样反应风险。 4. 与硝酸甘油合用可增加本药的清除率，血管再闭塞的可能性增加	1. 使用本药一日最大剂量不宜超100mg，否则可增加颅内出血的危险性。 2. 用药后，如出现心律失常，通过抗心律失常治疗可以控制，但可能引起再次心肌梗死或梗死面积扩大。 3. 由于可导致出血风险增加，使用本药溶栓后24小时内不得使用血小板聚集抑制药治疗。 4. 如出现注射给药部位出血，不影响继续用药；若发现出血迹象则应停药。 5. 用药前后及用药时应当检查或监测APTT、纤维蛋白降解产物（FDP）、D-二聚体，还应监测心电图

审方实操案例

审方实操案例使用步骤：

1. 阅读门诊处方或者医嘱。
2. 在审方思维训练卡中规范性审核"□"勾选相应问题。
3. 在适宜性审核的表格中填写答案。

溶栓药物审方实操案例

门诊处方

<table>
<tr><td colspan="4" align="center">××省××医院处方</td></tr>
<tr><td>姓名：秦某</td><td>性别：女</td><td>年龄：66岁</td><td>日期：20200512</td></tr>
<tr><td>科室：神经内科</td><td colspan="2">处方号：×××××××</td><td>医保属性：自费</td></tr>
<tr><td colspan="2">身份证号：××××××</td><td colspan="2">单位或住址：××××××</td></tr>
<tr><td colspan="4">诊断：1.动脉粥样硬化性脑血栓性脑梗死；2.消化性溃疡</td></tr>
<tr><td colspan="4">Rp：</td></tr>
<tr><td>药名</td><td>规格和数量</td><td>单次用量</td><td>用法</td></tr>
<tr><td>注射用阿替普酶</td><td>20mg×1支</td><td>60mg</td><td>6mg静脉注射,剩余54mg静脉滴注</td></tr>
<tr><td>0.9%氯化钠</td><td>100ml×1袋</td><td>100ml</td><td>静脉滴注,立即</td></tr>
<tr><td>处方医师：×××</td><td>审核药师：×××</td><td colspan="2">调配药师：×××</td></tr>
</table>

审方思维训练卡

一、规范性审核（在相应的方框内打钩）

□ 处方内容缺项。

□ 医师签名、签章不规范。

□ 新生儿、婴幼儿处方未写明日龄、月龄或体重。

□ 西药、中成药与中药饮片未分别开具处方。

□ 未使用药品规范名称开具处方。

□ 用法、用量使用"遵医嘱""自用"等含混不清字句。

□ 开具处方未写临床诊断或临床诊断书写不全。

□ 单张处方超过5种药品。

□ 门诊处方超过7日用量,急诊处方超过3日用量。

二、适宜性审核(在表格内填写存在的问题)

药名	适应证	禁用 / 慎用	剂型 / 给药途径	用法用量	重复用药 / 相互作用
注射用阿替普酶					
0.9% 氯化钠					

参考答案:

该处方为用药不适宜、药品不规范处方。

√ 遴选药品不适宜:患者具有消化性溃疡病史,且仔细询问患者近期有黑便,提示消化性溃疡复发,应用阿替普酶会导致出血风险加重。

√ 未使用药品规范名称开具处方的:0.9% 氯化钠应写明 0.9% 氯化钠注射液,药品名称书写不规范。

审方依据:

1. 注射用阿替普酶药品说明书。

2. 国家药典委员会 . 中华人民共和国药典:临床用药须知 .2015 年版 . 北京:中国医药科技出版社,2017.

四、降纤药物

1. **作用机制** 通过作用于纤维蛋白原及纤维蛋白,使其降解为小分子可溶片段,容易分解和从血液循环中清除,从而产生去纤维蛋白效应。

2. **适应证** 参见表 1-4。

3. **常用药物** 包括降纤酶、巴曲酶。

4. **禁用与慎用(共性的)** 具有出血倾向或出血史者,正在服用具有抗凝、抑制血小板功能、抗纤溶作用制剂、多器官功能衰竭者禁用。

5. **不良反应(常见、严重)** 主要为出血或出血倾向造成的瘀斑等。

6. **特殊人群用药(共性的)** 严重肝肾功能障碍者禁用,其他具体参见表 1-4。

表 1-4 降纤药物审方要点列表

药物	剂型	适应证	用法用量	特殊人群	禁忌	相互作用	注意事项
降纤酶	粉针剂	1. 用于四肢血管病、肺栓塞、突发性耳聋。 2. 用于短暂性脑缺血发作、脑血栓形成、脑栓塞及脑梗死再复发的预防。 3. 用于心肌梗死、不稳定型心绞痛及心肌梗死再复发的预防。 4. 用于血液高黏状态、高凝状态、血栓前状态。	1. 急性发作时，静脉滴注，10U/次，1次/d，连用3~4日。 2. 非急性发作时，静脉滴注，首剂量10U，维持剂量5~10U，1次/d或隔日1次，2周为1个疗程	孕妇及哺乳期妇女慎用，重度肝肾功能障碍者禁用	1. 具有出血疾病史者。 2. 手术后不久者。 3. 有出血倾向者。 4. 正在使用及抑制血小板功能的药物者。 5. 正在使用具有抗纤溶作用制剂者。 6. 乳头肌断裂、心室中隔穿孔、心源性休克者。 7. 对本品有过敏史者	1. 使用本品应避免与水杨酸类药物合用。 2. 与抗凝血药合用，可引起意外出血。 3. 与抗纤溶药合用，可抵消本品作用，禁止联用	1. 本品必须用足够量的输液稀释，并立即使用。 2. 注意静脉滴注速度。 3. 治疗前及给药期间应对患者进行血纤维蛋白原和其他出血及凝血功能的检查，并密切注意能的检查，并密切注意临床症状。给药治疗期间一旦出现出血和可疑出血时，应停止给药，并采取输血或其他措施。 4. 使用本制剂后，临床状如星现深部出血，动脉穿刺部应避免进行如星状神经节封闭，动脉穿刺或治疗。对于浅表静脉穿刺等的穿刺部位有止血延缓现象发生时，应采用压迫止血法

续表

药物	剂型	适应证	用法用量	特殊人群	禁忌	相互作用	注意事项
巴曲酶	粉针剂	1. 用于改善多种闭塞性血管病(如闭塞性血栓性脉管炎、深部静脉炎、肺栓塞)引起的缺血症状。 2. 用于改善末梢及微循环障碍(如突发性耳聋、振动病)。 3. 用于急性脑梗死	1. 闭塞性血管病引起的缺血症状、末梢及微循环障碍 静脉滴注,首次剂量为10BU,随后维持剂量为5BU,隔日1次。通常疗程为1周,必要时可增至3周,慢性治疗可增至6周,但在延长治疗期,剂量应为1次5BU,隔日1次。 2. 急性脑梗死 静脉滴注,首次剂量为10BU,随后剂量为5BU,隔日1次,共3次。以后使用其他治疗脑梗死药物继续治疗	1. 70岁以上高龄患者慎用。 2. 孕妇或有妊娠可能性的妇女,应在治疗上的有益性大于危险性时才能使用。 3. 哺乳期妇女一般应避免使用本制剂,如果必须使用本制剂时应停止哺乳。 4. 重度肝肾功能障碍者禁用	1. 出血患者。 2. 新近手术患者。 3. 有出血可能的患者。 4. 正在使用具有抗凝作用及抑制血小板功能药物者和正在使用抗纤溶性制剂者。 5. 用药前血纤维蛋白原浓度低于100mg/dl者。 6. 乳头肌断裂、心室中隔穿孔、心源性休克者。 7. 对本制剂有过敏史者	1. 与抗凝血药及血小板抑制剂合用可能会增加出血倾向或使止血时间延长。 2. 本品能生成纤维蛋白聚合物,可能引起血栓、栓塞症,所以,与溶栓药物合用应特别注意	为使患者理解使用本制剂后发生出血的可能,因此必须将以下事项告知患者注意:使用本制剂前拔牙时,应和医生讨论;②到其他医院或就诊时,应将使用本制剂的情况告知医生;③用药期间应避免从事可能造成创伤的工作

审方实操案例

审方实操案例使用步骤:

1. 阅读门诊处方或者医嘱。
2. 在审方思维训练卡中规范性审核"□"勾选相应问题。
3. 在适宜性审核的表格中填写答案。

降纤药物审方实操案例

门诊处方

×× 省 ×× 医院处方			
姓名:刘某	性别:男	年龄:76 岁	日期:20200502
科室:神经内科	处方号:××××××××		医保属性:自费
身份证号:××××××		单位或住址:××××××	
诊断:1. 脑梗死;2. 尿毒症(CDK5 期)			
Rp:			
药名	规格和数量	单次用量	用法
注射用降纤酶	10U×1 支	10U	静脉滴注,1 次/d
0.9% 氯化钠注射液	100ml×1 袋	100ml	静脉滴注,1 次/d
处方医师:×××	审核药师:×××	调配药师:×××	

审方思维训练卡

一、规范性审核(在相应的方框内打钩)

□ 处方内容缺项。

□ 医师签名、签章不规范。

□ 新生儿、婴幼儿处方未写明日龄、月龄或体重。

□ 西药、中成药与中药饮片未分别开具处方。

□ 未使用药品规范名称开具处方。

□ 用法、用量使用"遵医嘱""自用"等含混不清字句。

□ 开具处方未写临床诊断或临床诊断书写不全。

□ 单张处方超过 5 种药品。

□ 门诊处方超过 7 日用量,急诊处方超过 3 日用量。

二、适宜性审核（在表格内填写存在的问题）

药名	适应证	禁用/慎用	剂型/给药途径	用法用量	重复用药/相互作用
注射用降纤酶					
0.9%氯化钠注射液					

参考答案：

该处方为用药不适宜处方。

√ 遴选药品不适宜：患者诊断为尿毒症，肾功能严重损害，说明书明确该类患者禁止使用降纤酶。

审方依据：

注射用降纤酶药品说明书。

五、改善脑血液循环药物

1. **作用机制** 通过改善脑缺血区微循环，促进缺血区血管新生，增加缺血区脑血流，改善脑血液循环。

2. **适应证** 参见表1-5。

3. **常用药物** 包括丁苯酞、尤瑞克林。

4. **禁用与慎用（共性的）** 脑出血及其他出血性疾病的急性期患者禁用尤瑞克林。

5. **不良反应（常见、严重）** 主要为头痛、头晕等神经系统反应、恶心、呕吐等胃肠道反应。

6. **特殊人群用药（共性的）** 参见表1-5。

表 1-5 改善脑血液循环药物审方要点列表

药物	剂型	适应证	用法用量	特殊人群	禁忌	相互作用	注意事项
丁苯酞	注射剂、胶囊剂	用于改善急性缺血性脑卒中患者的神经功能缺损	1. 口服 200mg/次,3 次 /d,10 日为 1 个疗程。建议餐前服用,以利吸收。 2. 静脉滴注 25mg/次,2 次 /d,14 日为 1 个疗程。本药注射液应在发病后 48 小时内开始给药,滴注时间不应少于 50 分钟,两次用药时间间隔不应少于 6 小时	无	对本品任何成分过敏者	无	1. 餐后服用影响药物吸收,故口服制剂建议餐前服用。 2. 因本药尚未进行出血性脑卒中临床研究,故不推荐用于出血性脑卒中患者。 3. 用药前及用药时应当检查或监测转氨酶
尤瑞克林	粉针剂	轻中度急性血栓性脑梗死	应在起病 48 小时内开始用药。0.15PNA 单位 / 次,溶于 50ml 或 100ml 氯化钠注射液中,静脉滴注时间不少于 50 分钟,可根据患者情况增加溶媒和 / 或减慢滴速,1 次 /d,3 周为 1 个疗程	无	脑出血及其他出血性疾病的急性期者	1. 尤瑞克林与血管紧张素转换酶抑制药(ACEI)类药物有协同降血压作用,合并用药可能导致血压急剧下降。 2. 尤瑞克林与其他抗高血压药无协同降血压作用	1. 有药物过敏史或者过敏体质者慎用。 2. 应用本品时需密切观察血压,药物静脉注射速度不能过快,特别在开始注射的 15 分钟内应缓慢,整个滴注应控制在 30 分钟左右滴完。如果患者在用药过程中出现血压明显下降,应立即停止给予本品,进行升压处理。 3. 禁止与血管紧张素转换酶抑制药类药物联合使用。 4. 使用时需注意,本品溶解后应立即使用

34

审方实操案例

审方实操案例使用步骤:

1. 阅读门诊处方或者医嘱。
2. 在审方思维训练卡中规范性审核"□"勾选相应问题。
3. 在适宜性审核的表格中填写答案。

改善脑血液循环药物审方实操案例

门诊处方

×× 省 ×× 医院处方			
姓名:陈某	性别:男	年龄:53 岁	日期:20200312
科室:神经内科	处方号:××××××××		医保属性:自费
身份证号:××××××		单位或住址:××××××	
诊断:脑梗死			
Rp:			
药名	规格和数量	单次用量	用法
恩必普胶囊	0.1g×24 粒 ×1 盒	0.2g	口服,3 次 /d
处方医师:×××	审核药师:×××	调配药师:×××	

审方思维训练卡

一、规范性审核(在相应的方框内打钩)

□ 处方内容缺项。

□ 医师签名、签章不规范。

□ 新生儿、婴幼儿处方未写明日龄、月龄或体重。

□ 西药、中成药与中药饮片未分别开具处方。

□ 未使用药品规范名称开具处方。

□ 用法、用量使用"遵医嘱""自用"等含混不清字句。

□ 开具处方未写临床诊断或临床诊断书写不全。

□ 单张处方超过 5 种药品。

□ 门诊处方超过 7 日用量,急诊处方超过 3 日用量。

二、适宜性审核(在表格内填写存在的问题)

药名	适应证	禁用/慎用	剂型/给药途径	用法用量	重复用药/相互作用
恩必普胶囊					

参考答案:

该处方为不规范处方。

√ 未使用药品规范名称开具处方的:恩必普胶囊为商品名,处方中应写丁苯酞软胶囊,药品名称书写不规范。

审方依据:

1. 丁苯酞软胶囊药品说明书。

2. 国家药典委员会 . 中华人民共和国药典:临床用药须知 .2015 年版 . 北京: 中国医药科技出版社,2017.

六、他汀类药物

1. **作用机制** 他汀类药物是羟甲基戊二酰辅酶 A(HMG-CoA)还原酶抑制剂,通过抑制肝脏内 HMG-CoA 还原酶,从而减少内源性胆固醇的合成。

2. **适应证** 参见表 1-6。

3. **常用药物** 包括阿托伐他汀、瑞舒伐他汀。

4. **禁用与慎用(共性的)** 活动性肝病患者、肌病患者、孕妇或未采取适当避孕措施的育龄妇女及哺乳期妇女禁用。此外,过量饮酒者、有肝脏疾病者或有横纹肌溶解症易患因素者慎用。

5. **不良反应(常见、严重)** 可出现肌肉疼痛、压痛或无力,伴或不伴肌酸激酶升高等肌肉骨骼系统不良反应,谷丙转氨酶(GPT)或谷草转氨酶(GOT)升高等肝胆系统不良反应,头痛、失眠等神经系统不良反应。

6. **特殊人群用药(共性的)** 孕妇或未采取适当避孕措施的育龄妇女及哺乳期妇女禁用。肝功能不全者禁用。老年人慎用。

表 1-6　他汀类药物审方要点列表

药物	剂型	适应证	用法用量	特殊人群	禁忌	相互作用	注意事项
阿托伐他汀	片剂	1. 用于经饮食治疗和其他非药物治疗疗效仍不满意的原发性高胆固醇血症（包括杂合子家族性高胆固醇血症）、混合型高脂血症的血浆总胆固醇、低密度脂蛋白胆固醇、载脂蛋白 B 和甘油三酯水平。 2. 与其他降脂疗法合用或单独用于治疗纯合子家族性高胆固醇血症。 3. 用于冠心病或存在冠心病风险因素（如糖尿病、症状性动脉粥样硬化等）合并高胆固醇血症或混合型血脂异常的患者，以降低非致死性心肌梗死、致死性和非致死性脑卒中、血管重建术、因充血性心力衰竭而入院、心绞痛的风险	1. 原发性高胆固醇血症、混合型高脂血症　口服，10mg/次，1 次/d。 2. 杂合子家族性高胆固醇血症　口服，初始剂量为 10mg/d，随后根据需要逐步增量（间隔时间为 4 周）至 40mg/d。若仍未达到满意疗效，可将剂量增至最大剂量（80mg/d）或以 40mg/d 的剂量与胆酸螯合剂联合治疗。 3. 纯合子家族性高胆固醇血症　口服，10~80mg/d	1. 老年人慎用。 2. 孕妇、未采取充分避孕措施的育龄妇女、哺乳期妇女禁用。 3. 有出血性脑卒中病史的患者使用本药可使再次发生脑卒中的风险增高。肾功能不全者，应密切监测药物对骨骼肌的影响	1. 对本药过敏者。 2. 活动性肝病或不明原因的血清转氨酶持续升高的患者。 3. 肌病患者	1. 与 CYP3A4 抑制剂合用可导致本药的血浆浓度增加，使发生肌病的风险增加。与 CYP3A4 诱导剂合用可使本药的血浆浓度产生不同水平的降低。 2. 与胺碘酮合用可能增加本药的血药浓度，使发生肌病或横纹肌溶解的风险增加。 3. 本药 80mg/次，与地高辛合用时，地高辛的稳态血药浓度上升约 20%，合用时应注意监测	1. 治疗前应先排除继发性高脂血症。 2. 出现弥漫性肌痛、肌肉压痛、肌无力和/或肌酸激酶（CK）显著升高的患者，需考虑患肌病的可能性。 3. 本药与可降低内源性类固醇激素水平或活性的药物（如螺内酯）合用时应谨慎。 4. 半乳糖不耐受、乳糖酶缺乏、葡萄糖-半乳糖吸收障碍患者不应使用。 5. 慎用人群 (1) 过量饮酒和/或有肝脏疾病史者。 (2) 易患横纹肌溶解症的患者。 (3) 老年人

续表

药物	剂型	适应证	用法用量	特殊人群	禁忌	相互作用	注意事项
瑞舒伐他汀	片剂、胶囊剂	1. 用于经饮食控制和其他非药物治疗(如运动治疗、减轻体重)仍不能适当控制血脂异常的原发性高胆固醇血症(Ⅱa型,包括杂合子家族性高胆固醇血症)或混合型血脂异常症(Ⅱb型)。 2. 用于纯合子家族性高胆固醇血症,作为其他降脂措施(如低密度脂蛋白去除疗法)的辅助治疗,或在上述方法不适用时	1. 混合型高脂血症、家族性高脂蛋白血症、高甘油三酯血症,动脉粥样硬化、心血管系统疾病的一级预防　口服,起始剂量为10~20mg/次,1次/d。维持剂量为1次5~40mg(40mg剂量多用于20mg剂量效果不佳者),1次/d。最大日剂量为40mg。 2. 纯合子家族性高胆固醇血症,起始剂量为20mg/次,口服,1次/d。最大日剂量为40mg。 3. 轻到中度肾功能不全者无须调整剂量。未进行血液透析的重度肾功能不全者,初始剂量为5mg/次,1次/d。最大日剂量为10mg。 4. 轻到中度肝功能不全者无须调整剂量	1. 70岁以上老年人慎用。 2. 孕妇、哺乳期妇女禁用。 3. 继发于甲状腺功能减退或肾病综合征的高胆固醇血症患者使用本药前应治疗原发病。任何伴有肌病的提示为肌病的急性重症或易于发生重症继发于横纹肌溶解的肾衰竭的患者禁用。 4. 严重肾功能损害者禁用	1. 对本药过敏者。 2. 肌病患者。 3. 活动性肝病患者	1. 与环孢素合用可增加肌炎和肌病的发生率。 2. 与贝特类、烟酸药物合用可增加发生肌病的风险。 3. 不推荐正接受蛋白酶抑制剂治疗的HIV患者同时使用本药。 4. 与秋水仙碱合用有肌病的报道,合用需谨慎。 5. 与维生素K拮抗剂合用时应监测INR。 6. 若服用本药,2小时后再给予抗酸药	1. 治疗前应先排除继发性高脂血症。 2. 治疗前应进行标准的降胆固醇饮食控制,并在治疗期间保持饮食控制。 3. 本药的使用应遵循个体化原则。 4. 尚不明确本药对驾驶和操作机械的影响,但应考虑出现的头晕。 5. 不良反应发生率有随剂量增加而增加的趋势。 6. 开始治疗前及开始后第3个月进行肝功能检查

审方实操案例

审方实操案例使用步骤:

1. 阅读门诊处方或者医嘱。

2. 在审方思维训练卡中规范性审核"□"勾选相应问题。

3. 在适宜性审核的表格中填写答案。

他汀类药物审方实操案例

门诊处方

×× 省 ×× 医院处方			
姓名:张某	性别:男	年龄:55 岁	日期:20200402
科室:神经内科	处方号:××××××××		医保属性:自费
身份证号:××××××		单位或住址:××××××	
诊断:高脂血症			
Rp:			
药名	规格和数量	单次用量	用法
阿托伐他汀钙片	20mg×7 片 ×1 盒	20mg	口服,2 次 /d
非诺贝特胶囊	200mg×10 粒 ×1 盒	200mg	口服,1 次 /d
处方医师:×××	审核药师:×××	调配药师:×××	

审方思维训练卡

一、规范性审核(在相应的方框内打钩)

□ 处方内容缺项。

□ 医师签名、签章不规范。

□ 新生儿、婴幼儿处方未写明日龄、月龄或体重。

□ 西药、中成药与中药饮片未分别开具处方。

□ 未使用药品规范名称开具处方。

□ 用法、用量使用"遵医嘱""自用"等含混不清字句。

□ 开具处方未写临床诊断或临床诊断书写不全。

□ 单张处方超过 5 种药品。

□ 门诊处方超过 7 日用量,急诊处方超过 3 日用量。

二、适宜性审核（在表格内填写存在的问题）

药名	适应证	禁用/慎用	剂型/给药途径	用法用量	重复用药/相互作用
阿托伐他汀钙片					
非诺贝特胶囊					

参考答案：

该处方为用药不适宜处方。

√ 联合用药不适宜：除特殊情况外（如胆固醇和甘油三酯都高），他汀与贝特类调脂药物避免联用，因为两者同服可能增加肝脏、肌肉不良反应和横纹肌溶解的发生率。若需同时服用，建议尽量错开两药的服用时间。如果两药错开时间服用后，不良反应还很明显，建议对药物作出调整，如他汀类药物可选择长效的药物隔日服用一次，也可换用超短效的药物。

√ 用法用量不适宜：阿托伐他汀钙片用药频次为每天 1 次。

审方依据：

阿托伐他汀钙片药品说明书。

七、其他缺血性脑血管疾病治疗药物

1. **作用机制**　通过抑制脂质过氧化，降低脑血管阻力，促进脑内代谢，从而改善神经功能缺损程度。

2. **适应证**　见表 1-7。

3. **常用药物**　包括依达拉奉、胞二磷胆碱、吡拉西坦。

4. **禁用与慎用（共性的）**　重度肾衰竭的患者禁用依达拉奉。

5. **不良反应（常见、严重）**　主要为胃肠道反应、急性肾衰竭、肝功能异常、血小板减少等。

6. **特殊人群用药（共性的）**　这类药物大多在妊娠期和哺乳期禁用，详见表 1-7。

表 1-7 其他缺血性脑血管疾病治疗药物审方要点列表

药物	剂型	适应证	用法用量	特殊人群	禁忌	相互作用	注意事项
依达拉奉	注射剂	用于改善急性脑梗死所致的神经症状、日常生活活动能力和功能障碍	30mg/次,2次/d。加入适量生理盐水中稀释后静脉滴注,30分钟内滴完。1个疗程为14天以内。尽可能在发病后24小时内开始给药	1. 孕妇或有妊娠可能的妇女禁用。 2. 哺乳期妇女禁用。 3. 儿童应不应使用。 4. 因老年患者生理功能低下,出现不良反应时应停止给药并适当处理	1. 重度肾衰竭的患者(有致肾衰竭加重的可能)。 2. 既往对本药有过敏史的患者	1. 与头孢唑啉钠、盐酸哌拉西林钠、头孢替安钠等抗生素合用时需进行多次肾功能检测等观察。 2. 本药原则上必须用生理盐水稀释。 3. 不可和高能量输液、氨基酸制剂混合或由同一通道静脉滴注。 4. 勿与抗癫痫药(地西泮、苯妥英钠等)混合。 5. 勿与坎利酸钾混合	1. 轻、中度肾功能损害的患者慎用(有致肾功能损害加重的可能)。 2. 肝功能损害患者慎用(有致肝功能损害加重的可能)。 3. 心脏疾病患者慎用(有致心脏病加重的可能,或可能伴见肾功能不全)。 4. 高龄患者慎用。

续表

药物	剂型	适应证	用法用量	特殊人群	禁忌	相互作用	注意事项
胞二磷胆碱	片剂、胶囊剂、注射剂	1. 用于急性颅脑外伤、脑手术后的意识障碍。2. 用于治疗颅脑损伤或脑血管意外所引起的神经系统的后遗症。3. 用于脑梗死急性期意识障碍	1. 急性颅脑外伤及手术后的意识障碍（1）肌内注射：0.1~0.3g/d，分1~2次注射。（2）静脉注射：0.1~0.2g/次。（3）静脉滴注：0.25~0.5g/d，5~10日为1个疗程。2. 颅脑损伤或脑血管意外的后遗症所引起的神经系统的后遗症：口服，0.2g/次，3次/d。3. 脑梗死急性期意识障碍：静脉注射，1g/次，1次/d，连用2周。4. 脑卒中偏瘫　静脉注射，0.25~1g/d，连用4周。如出现改善倾向，可再继续用4周	孕妇、哺乳期妇女、儿童慎用	对本药过敏者	与左旋多巴合用于抗帕金森病时，可引起肌僵直恶化	1. 可增加脑血流量，故在颅内出血急性期、严重脑干损伤、严重脑水肿、头部急性重度外伤及脑手术所致的意识障碍不宜大量（单剂超过0.5g）使用，并应合用止血药，降颅内压药。2. 对脑梗死急性期意识障碍者，应在脑卒中发作后2周内给药。3. 口服时不宜与含有甲氯芬酯的药物合用
吡拉西坦	片剂	适用于急慢性脑血管病、脑外伤、各种中毒性脑病等多种原因所致的记忆减退及轻中度脑功能障碍。也可用于儿童智力发育迟缓	口服。每次0.8~1.6g，3次/d，4~8周为1个疗程。儿童量减半	孕妇禁用	锥体外系疾病、亨廷顿病患者	与华法林联合应用时，可延长凝血酶原时间，可诱导血小板聚集的抑制。在接受受抗凝治疗的患者中，同时应用吡拉西坦时应特别注意出血时间，防止出血危险，并调整抗凝治疗的药物剂量	肝肾功能障碍者慎用，并应适当减少剂量

审方实操案例

审方实操案例使用步骤：

1. 阅读门诊处方或者医嘱。
2. 在审方思维训练卡中规范性审核"□"勾选相应问题。
3. 在适宜性审核的表格中填写答案。

其他缺血性脑血管疾病治疗药物审方实操案例

门诊处方

×× 省 ×× 医院处方			
姓名：林某某	性别：男	年龄：75 岁	日期：20200618
科室：神经内科	处方号：××××××××		医保属性：自费
身份证号：××××××		单位或住址：××××××	
诊断：1. 脑梗死；2. 慢性肾脏病 5 期			
Rp：			
药名	规格和数量	单次用量	用法
阿司匹林肠溶片	100mg×30 片	100mg	口服，1 次 /d
阿托伐他汀钙片	20mg×30 片	20mg	口服，1 次 /d
0.9% 氯化钠注射液	100ml×1 袋	100ml	静脉滴注，2 次 /d
依达拉奉注射液	5ml：10mg×6 支	30mg	静脉滴注，2 次 /d
处方医师：×××	审核药师：×××	调配药师：×××	

审方思维训练卡

一、规范性审核（在相应的方框内打钩）

□ 处方内容缺项。

□ 医师签名、签章不规范。

□ 新生儿、婴幼儿处方未写明日龄、月龄或体重。

□ 西药、中成药与中药饮片未分别开具处方。

□ 未使用药品规范名称开具处方。

□ 用法、用量使用"遵医嘱""自用"等含混不清字句。

□ 开具处方未写临床诊断或临床诊断书写不全。

□ 单张处方超过 5 种药品。

□ 门诊处方超过 7 日用量，急诊处方超过 3 日用量。

二、适宜性审核(在表格内填写存在的问题)

药名	适应证	禁用/慎用	剂型/给药途径	用法用量	重复用药/相互作用
阿司匹林肠溶片					
阿托伐他汀钙片					
0.9%氯化钠注射液					
依达拉奉注射液					

参考答案:

该处方为用药不适宜处方。

√ 遴选药品不适宜:重度肾衰竭的患者禁用依达拉奉注射液。该患者诊断为慢性肾脏病5期,肌酐清除率在15ml/min以下,属于重度肾衰竭,因此该患者存在依达拉奉注射液使用禁忌证。

审方依据:

依达拉奉注射液药品说明书。

第三节 出血性脑血管疾病治疗药物及审方要点

出血性脑血管疾病包括脑出血(intracerebral hemorrhage, ICH)、蛛网膜下腔出血(subarachnoid hemorrhage, SAH)和其他颅内出血。

出血性脑血管疾病治疗药物可分为三大类:①降低颅内压药物;②抗纤维蛋白溶解药物;③防治脑血管痉挛药物。药物审方要点见图1-2。

一、降低颅内压药物

1. **作用机制** 通过提高血浆渗透压,高渗透性脱水,增加循环血容量,利尿,以及改善血液循环和微循环,使脑水分含量减少,从而起到降低颅内压的作用。

2. **适应证** 参见表1-8。

3. **常用药物** 包括甘油果糖、甘露醇、白蛋白、呋塞米、七叶皂苷。

4. **禁用与慎用(共性的)** 严重肾功能不全者慎用。

5. **不良反应(常见、严重)** 主要为水和电解质紊乱、瘙痒、皮疹、恶心、呕吐、口渴、过敏性休克等。

6. **特殊人群用药(共性的)** 七叶皂苷禁用于孕妇。

表 1-8　降低颅内压药物审方要点列表

药物	剂型	适应证	用法用量	特殊人群	禁忌	相互作用	注意事项
甘油果糖	注射剂	用于脑血管病、脑外伤、脑肿瘤、颅内炎症及其他原因引起的急慢性颅内压增高、脑水肿等症	1.颅内压增高、脑水肿　静脉滴注,250~500ml/次,1~2次/d,每次500ml需滴注2~3小时,250ml需滴注1~1.5小时。用量可根据年龄、症状适当增减。 2.脑外科手术时减少脑容积　静脉滴注,1次500ml,30分钟内滴完。 3.降低眼内压或减少眼容积　静脉滴注,250~500ml/次,45~90分钟内滴完	1.儿童　尚不明确。 2.老年人　老年患者身体功能减退,应慎用。注意监测水、电解质水平是否异常。 3.孕妇和哺乳期妇女　用药尚无临床研究资料,不推荐使用本药	1.对本药任一成分过敏者。 2.遗传性果糖不耐受症患者。 3.无尿患者。 4.严重脱水者。 5.高钠血症患者。 6.心功能不全者	尚不明确	1.使用前必须认真检查,如发现容器渗漏,药液混浊变色切勿使用。 2.本品含氯化钠,用药时须注意患者食盐摄入量。 3.长期使用本药应注意防止水、电解质紊乱

续表

药物	剂型	适应证	用法用量	特殊人群	禁忌	相互作用	注意事项
甘露醇	注射剂	1. 用于治疗各种原因引起的脑水肿,降低颅内压,防止脑疝。 2. 降低眼内压,应用于其他降低眼内压药无效时或眼内手术前准备。 3. 渗透性利尿药,预防多种原因引起的急性肾小管坏死,以及鉴别肾前性因素或急性肾衰竭引起的少尿。 4. 作为辅助性利尿措施治疗肾病综合征、肝硬化腹水,尤其是当伴有低蛋白血症时。 5. 对某些药物逾量或毒物中毒(如巴比妥类药物、锂、水杨酸盐和溴化物等),本药可促进上述物质的排泄,并防止肾毒性。 6. 作为冲洗剂,应用于经尿道内作前列腺切除术。 7. 术前肠道准备	1. 成人常用量　治疗脑水肿、高颅压和青光眼。静脉滴注,0.25~2g/(kg·次)。于30~60分钟内滴完。衰弱者剂量应减小至0.5g/kg。 2. 小儿常用量　治疗脑水肿、高颅压和青光眼。静脉滴注,1~2g/(kg·次),以15%~20%注射液于30~60分钟内滴完。衰弱者剂量减至0.5g/kg	1. 儿童　12岁以下儿童用药的安全性和有效性尚不明确。 2. 老年人　老年人用药较易出现肾功能损害,且随年龄增长发生肾功能损害的机会增多。 3. 孕妇　本药可透过胎盘屏障。 4. 哺乳期妇女　本药是否泄入排乳汁尚不明确,故哺乳期妇女慎用	1. 已确诊为急性肾小管坏死的无尿患者,包括对试用甘露醇无反应者,因甘露醇积聚引起血容量增多,加重心脏负担。 2. 严重脱水患者。 3. 颅内活动性出血者,因扩容加重出血,但颅内手术时除外。 4. 急性肺水肿,或严重肺淤血患者	1. 本药可增加利尿药、碳酸酐抑制剂的利尿和降眼内压作用,合用时应调整剂量。 2. 本药可增加洋地黄类药的毒性作用。 3. 顺铂与本药同时缓慢静脉滴注,可减轻顺铂的肾和胃肠道反应。 4. 本药可降低以亚硝脲类抗癌药、丝裂霉素的毒性,但不影响其化疗疗效。 5. 本药可降低两性霉素B的肾损害作用。 6. 本药可降低秋水仙碱的不良反应	1. 除作肠道准备用,均应静脉内给药。 2. 甘露醇遇冷易结晶,故应用前应仔细检查。 3. 根据病情选择合适的浓度,避免不必要地使用高浓度和大剂量。 4. 使用低浓度和含氯化钠溶液的甘露醇能降低过度脱水和电解质紊乱的发生概率。 5. 给大剂量甘露醇不出现利尿反应,可使血浆渗透浓度显著升高,故应警惕血高渗的发生

续表

药物	剂型	适应证	用法用量	特殊人群	禁忌	相互作用	注意事项
白蛋白	注射剂	1. 失血、创伤、烧伤引起的休克，急性出血性胰腺炎休克。 2. 脑水肿及损伤引起的颅内压升高。 3. 肝硬化及肾病引起的水肿或腹水。 4. 低蛋白血症的防治。 5. 新生儿高胆红素血症。 6. 用于心肺分流术、血液透析的辅助治疗和成人呼吸窘迫综合征	成人： 1. 失血、创伤、烧伤引起的休克，静脉给药，5~10g/次，每4~6小时重复1次。 2. 肾病及肝硬化引起的水肿或腹水，静脉给药，5~10g/次，直至水肿消失、血清白蛋白含量恢复正常。 儿童： 1. 低血容量性休克，静脉给药：①新生儿、婴儿，根据临床反应、血压、贫血情况调整剂量。②Buminate(5%)，用于年龄较大的儿童，初始剂量12.5~25g，可以30分钟为时间间隔重复给药，随后根据个体反应调整剂量。③Buminate(25%)，Flexbumin(25%)，0.625~1.25g/(kg·次)，15~30分钟后可重复给药，随后依据个体反应调整剂量	1. 儿童　国内尚无儿童用药安全性和有效性的研究数据。国外有部分分割剂用于儿童的用法，具体参见"用法用量"项。 2. 老年人　老年患者用药安全性和有效性的研究数据。 3. 孕妇　孕妇或可能妊娠的妇女慎用。 4. 哺乳期妇女　尚不明确。 5. 肾功能不全者　禁用	1. 对白蛋白有严重过敏者。 2. 高血压患者，急性心脏病者，正常血容量或高血容量的心力衰竭患者。 3. 严重贫血患者。	尚不明确	1. 本药一切稀释、注射操作，均应按严格的消毒程序进行。开瓶后应一次性使用，不得分次或将第二人使用；开瓶后暴露超过4小时也不能再用。 2. 使用本药时，须仔细观察病情，防止患者的中心静脉压升高。 3. 除非同时补充足够的液体，15%~25%的白蛋白高渗溶液一般不宜用于已脱水的患者。 4. 使用白蛋白前最好先补充足够的能量。 5. 本药可与葡萄糖注射液或生理盐水混合使用，但肾病患者使用本药时不宜用生理盐水稀释。 6. 如出现过敏反应，应立即停药

续表

药物	剂型	适应证	用法用量	特殊人群	禁忌	相互作用	注意事项
呋塞米	注射剂,片剂	1. 水肿性疾病 包括充血性心力衰竭、肝硬化、肾脏疾病(肾炎、肾病及各种原因所致的急性慢性肾衰竭),尤其是应用其他利尿药效果不佳时,应用本药仍可能有效。与其他药物合用治疗急性肺水肿和急性脑水肿等。 2. 高血压 为治疗原发性高血压的首选药物,但当治疗效果不佳时,尤其当伴有肾功能不全或出现高血压危象时,本类药物尤为适用。 3. 预防急性肾衰竭 用于各种原因导致肾脏血流灌注不足,如失水、休克、中毒、麻醉意外以及循环功能不全等,在纠正血容量不足的同时及时应用,可减少急性肾小管坏死的机会。	水肿性疾病 成人: (1)口服:起始剂量为20~40mg/次,1次/d,必要时6~8小时后追加20~40mg,直至出现满意利尿效果。最大剂量可达600mg/d,但一般应控制在100mg以内,分2~3次服用。部分患者可减少至20~40mg/次,隔日1次(或一日药量分次给药)。 (2)静脉注射:一般起始剂量为20~40mg,必要时每2小时追加剂量,直至出现满意疗效。维持阶段可分次给药。 水肿性疾病 儿童: ①口服,起始剂量为2mg/kg,必要时每4~6小时追加1~2mg/kg。 ②静脉注射,起始剂量为1mg/kg,必要时每隔2小时追加1mg/kg。最大剂量可达每日6mg/kg	1. 儿童 本药在新生儿体内半衰期明显延长,故新生儿用药间期应延长。 2. 老年人 老年人应用本药时发生低血压、电解质紊乱、血栓形成和肾功能损害的风险增加,故应慎用。 3. 孕妇 动物实验表明本药可致流产、胎仔畸形、胎仔肾盂积水、胎仔死亡率升高。本药可通过胎盘屏障,孕妇(尤其是妊娠早期)应尽量避免使用。日本药对妊娠高血压综合征无预防作用。 4. 哺乳期妇女 本药可随乳汁排泄,哺乳期妇女应慎用。	1. 有本药过敏史者。 2. 低钾血症患者。 3. 肝性脑病患者	1. 合用多巴胺可使本药利尿作用增强。 2. 合用氯贝丁酯可使两药的作用均增强,并可出现肌肉酸痛、强直。 3. 合用抗高血压药可增强降血压的作用。 4. 合用两性霉素、氨基糖苷类、头孢菌素可使肾毒性和耳毒性增加,尤其是原有肾功能损害时。 5. 合用锂剂可使锂毒性明显增加。 6. 合用抗组胺药可使耳毒性增加,易出现耳鸣、头晕。 7. 合用碳酸氢钠可使发生低氯性碱中毒的风险增加。 8. 合用巴比妥类药物、麻醉药易引起直立性低血压。 9. 合用卡托普利偶可致肾功能恶化。 10. 本药可增强非去极化类肌松药的作用。 11. 合用可使阿司匹林排泄减少。 12. 使用水合氯醛后静脉注射本药,可致出汗、面色潮红和血压升高。	1. 少尿或无尿患者应用最大剂量后24小时仍无效时,应停药。 2. 肝肾功能同时受损者,本药更易在体内蓄积。 3. 药物剂量应个体化。 4. 本药与洋地黄类强心苷合用时应补钾,已超量服用洋地黄者禁用本药。 5. 对磺胺药或噻嗪类利尿药过敏者,对本药也可能过敏

续表

药物	剂型	适应证	用法用量	特殊人群	禁忌	相互作用	注意事项
呋塞米		4. 高钾血症及高钙血症。 5. 稀释性低钠血症，尤其是当血钠浓度低于120mmol/L 时。 6. 抗利尿激素分泌失调综合征(SIADH)。 7. 急性药物毒物中毒，如巴比妥类药物中毒等				13. 肾上腺皮质激素、促皮质素激素能降低本药的利尿作用，并增加电解质紊乱(尤其是低钾血症)的发生率。 14. 非甾体类解热镇痛药能降低本药的利尿作用，增加发生肾损害的风险。 15. 与拟交感神经药、抗惊厥药合用可使本药利尿作用减弱。 16. 与苯妥英钠合用可降低本药的利尿药效应达50%。 17. 丙磺舒可减弱本药的利尿作用。 18. 与治疗痛风的药物合用，可减弱此类药物的作用。 19. 与降血糖药合用，可降低此类药物的疗效。 20. 本药可降低抗凝血药、抗纤溶药的作用	

续表

药物	剂型	适应证	用法用量	特殊人群	禁忌	相互作用	注意事项
七叶皂苷	注射剂、片剂	本品用于脑水肿、创伤或手术所致肿胀，也用于静脉回流障碍性疾病	口服：30mg/次，早、晚各1次，20日为1个疗程。静脉注射或静脉滴注：0.1~0.4mg/(kg·d)，或5~10mg/d。总量不得超过20mg/d。疗程7~10日	孕妇以及肾损伤、肾衰竭、肾功能不全患者禁用	1. 对本药过敏者。 2. 皮肤及黏膜破损的患者	与下列各类药物联合使用时要谨慎。 1. 与血清蛋白结合率高的药物。 2. 能严重损害肾功能的药物。 3. 皮质激素类药物。 4. 含碱性基团的药物（配伍时可能发生沉淀）	1. 本品应严格限制日用量。若出现肾功能受损，应立即停药。 2. 本品只能用于静脉注射和静脉滴注，禁用于动脉、肌内或皮下注射。 3. 注射时宜选用较粗静脉，切勿漏出血管外，如出现漏红、肿，用0.25%普鲁卡因封闭或热敷。 4. 用药前后须检查肾功能

审方实操案例

审方实操案例使用步骤：

1. 阅读门诊处方或者医嘱。
2. 在审方思维训练卡中规范性审核"□"勾选相应问题。
3. 在适宜性审核的表格中填写答案。

降低颅内压药物审方实操案例

门诊处方

<table>
<tr><td colspan="4" style="text-align:center">×× 省 ×× 医院处方</td></tr>
<tr><td>姓名:张某</td><td>性别:男</td><td>年龄:40 岁</td><td>日期:20190412</td></tr>
<tr><td>科室:神经内科</td><td>处方号:×××××××××</td><td colspan="2">医保属性:自费</td></tr>
<tr><td colspan="2">身份证号:××××××</td><td colspan="2">单位或住址:××××××</td></tr>
<tr><td colspan="4">诊断:1.脑出血;2.高钠血症</td></tr>
<tr><td colspan="4">Rp:</td></tr>
<tr><td>药名</td><td>规格和数量</td><td>单次用量</td><td>用法</td></tr>
<tr><td>甘油果糖注射液</td><td>250ml×1 瓶</td><td>250ml</td><td>静脉滴注,1 次 /d</td></tr>
<tr><td>处方医师:×××</td><td>审核药师:×××</td><td colspan="2">调配药师:×××</td></tr>
</table>

审方思维训练卡

一、规范性审核(在相应的方框内打钩)

□ 处方内容缺项。

□ 医师签名、签章不规范。

□ 新生儿、婴幼儿处方未写明日龄、月龄或体重。

□ 西药、中成药与中药饮片未分别开具处方。

□ 未使用药品规范名称开具处方。

□ 用法、用量使用"遵医嘱""自用"等含混不清字句的。

□ 开具处方未写临床诊断或临床诊断书写不全。

□ 单张处方超过 5 种药品。

□ 门诊处方超过 7 日用量,急诊处方超过 3 日用量。

二、适宜性审核（在表格内填写存在的问题）

药名	适应证	禁用/慎用	剂型/给药途径	用法用量	重复用药/相互作用
甘油果糖注射液					

参考答案：

该处方为用药不适宜处方。

√ 遴选药品不适宜：甘油果糖注射液适用于脑血管病、脑外伤、脑肿瘤、颅内炎症及其他原因引起的急慢性颅内压增高、脑水肿等症，但禁用于高钠血症患者。故该患者不宜应用甘油果糖注射液。

审方依据：

1. 甘油果糖注射液药品说明书。

2. 国家药典委员会. 中华人民共和国药典：临床用药须知 .2015 年版 . 北京：中国医药科技出版社,2017.

二、抗纤维蛋白溶解药物

1. **作用机制** 主要作用为阻断纤溶酶原与纤维蛋白结合,或者与纤溶酶和纤溶酶原上的纤维蛋白亲和部位中的赖氨酸强烈吸附,防止纤溶酶激活,抑制纤维蛋白溶解,达到止血作用。

2. **适应证** 参见表 1-9。

3. **常用药物** 包括氨基己酸、氨甲环酸。

4. **禁用与慎用（共性的）** 活动性血管内凝血的高凝期患者、有血栓形成倾向或有血管栓塞性疾病史者、对药物本身过敏者禁用。

5. **不良反应（常见、严重）** 常见腹泻、恶心及呕吐,氨基己酸易发生血栓和心、肝、肾功能损害等。

6. **特殊人群用药（共性的）** 孕妇慎用。

表1-9 抗纤维蛋白溶解药物审方要点列表

药物	剂型	适应证	用法用量	特殊人群	禁忌	相互作用	注意事项
氨基己酸	注射剂、片剂	用于防治纤维蛋白溶解亢进引起的出血	口服：成人2g/次，3~4次/d，依病情服用7~10日或更久。儿童0.1g/（kg·次），3~4次/d。 静脉滴注：初始剂量为4~6g，15~30分钟内滴完，维持量为每小时1g	孕妇及哺乳期妇女用药：因本品易形成血栓和心、肝、肾功能损害，孕妇慎用	1. 对本药过敏者，弥散性血管内凝血（DIC）的高凝期患者，有血栓形成倾向或有血管栓塞性疾病史者。 2. 早产儿（注射剂）	1. 本品即刻止血作用较差，对急性大出血宜与其他止血药物配伍应用。 2. 本品不宜与酚磺乙胺混合注射	1. 本品排泄快，需持续给药。 2. 使用本品应按病情及化验检查结果决定。 3. 链激酶或尿激酶的作用可被氨基己酸对抗，故前者过量时亦可使用氨基己酸对抗。 4. 本品不能阻止小动脉出血，术中有活性动脉出血，仍需结扎止血。 5. 使用避孕药或雌激素的妇女，服用氨基己酸时可增加血栓形成的倾向。 6. 本品静脉注射过快可引起明显血压降低，心动过速和心律失常

续表

药物	剂型	适应证	用法用量	特殊人群	禁忌	相互作用	注意事项
氨甲环酸	注射剂、片剂	1. 主要用于纤维蛋白溶解亢进所致的多种出血。 2. 用于前列腺、尿道、肺、脑、子宫、肾上腺、甲状腺、肝等富有纤溶酶原激活物的外伤或手术出血。 3. 用作组织型纤溶酶原激活物的抗药物（t-PA）、链激酶及尿激酶的拮抗药的抗药。 4. 用于人工流产、胎盘早剥，死胎和羊水栓塞引起的纤溶性出血。 5. 用于局部纤溶性增高的月经过多、眼前房出血及严重鼻出血。 6. 用于防止或减轻凝血因子Ⅷ或因子Ⅸ缺乏的血友病患者拔牙或口腔术后的出血。 7. 中枢神经系统的轻出血症（如蛛网膜下腔出血和颅内动脉瘤出血），应用本药止血优于其他抗纤溶药，但有并发脑水肿或脑梗死的危险。对重症有手术指征的患者，本药仅作辅助用药。 8. 用于治疗遗传性血管神经性水肿，可减少其发作频率，降低严重程度。 9. 用于治疗血友病（缺乏凝血因子Ⅷ或Ⅸ）的活动性出血。 10. 用于治疗溶栓过量所致的严重出血。	1. 口服　1~1.5g/次，2~6g/d。治疗原发性纤维蛋白溶解所致出血时，剂量可酌情增加。 2. 静脉滴注　0.25~0.5g/次，0.75~2g/d，用5%或10%葡萄糖注射液稀释。治疗原发后纤维蛋白溶解所致出血时，剂量可酌情增加。 3. 静脉注射　以25%葡萄糖注射液稀释后缓慢注射，用量同"静脉滴注"。	1. 儿童　本药不得用于月经来潮前的儿童。 2. 老年人　老年患者生理功能减退，应减量用药。 3. 孕妇　本药可透过胎盘，孕妇用药应谨慎。 4. 哺乳期妇女　本药可随乳汁排泄，哺乳期妇女用药应谨慎。	1. 对本药过敏者。 2. 获得性色觉缺失患者（国外资料）。 3. 活动性血管内凝血者（国外资料）。 4. 活动性血栓塞性疾病（如深静脉血栓形成，肺栓塞或脑血栓栓形成）者禁用本药口服制剂（国外资料）。 5. 有血栓形成或血栓栓塞史（包括动脉、静脉网膜阻塞）者禁用本药口服制剂（国外资料）。	口服避孕药、雌激素、凝血因子Ⅰ复合物浓缩药：合用可增加血栓形成的风险。 处理：禁止与激素类避孕药合用	1. 纤维蛋白沉积症患者不宜使用本药。 2. 用药时不能经同一静脉通道输血。 3. 本药一般不单独用于弥散性血管内凝血（DIC）所致的继发性溶性血出血，以防血器官功能栓进一步形成，影响脏器功能，特别是引起急性肾衰竭。 4. 本药与其他凝血因子（如因子Ⅸ）等合用，应警惕血栓形成。一般认为应在给予凝血因子8小时后再使用本药。 5. 宫内死胎导致低凝血因子Ⅰ血症，使用肝素治疗出血较使用本药安全

审方实操案例

审方实操案例使用步骤：

1. 阅读门诊处方或者医嘱。
2. 在审方思维训练卡中规范性审核"□"勾选相应问题。
3. 在适宜性审核的表格中填写答案。

抗纤维蛋白溶解药物审方实操案例

门诊处方

×× 省 ×× 医院处方			
姓名：黄某某	性别：女	年龄：47 岁	日期：20200510
科室：神经内科	处方号：××××××××		医保属性：自费
身份证号：××××××		单位或住址：××××××	
诊断：脑出血			
Rp：			
药名	规格和数量	单次用量	用法
5% 葡萄糖注射液	100ml	100ml	静脉滴注，2 次 /d
氨甲环酸注射液	5ml：0.25g	0.25g	静脉滴注，2 次 /d
处方医师：×××	审核药师：×××	调配药师：×××	

审方思维训练卡

一、规范性审核（在相应的方框内打钩）

□ 处方内容缺项。

□ 医师签名、签章不规范。

□ 新生儿、婴幼儿处方未写明日龄、月龄或体重。

□ 西药、中成药与中药饮片未分别开具处方。

□ 未使用药品规范名称开具处方。

□ 用法、用量使用"遵医嘱""自用"等含混不清字句。

□ 开具处方未写临床诊断或临床诊断书写不全。

□ 单张处方超过 5 种药品。

□ 门诊处方超过 7 日用量，急诊处方超过 3 日用量。

二、适宜性审核（在表格内填写存在的问题）

药名	适应证	禁用/慎用	剂型/给药途径	用法用量	重复用药/相互作用
氨甲环酸注射液					

参考答案：

该处方为用药不适宜处方。

√ 用法用量不适宜：氨甲环酸注射液静脉滴注时 0.25~0.5g/ 次，0.75~2g/d，用 5% 或 10% 葡萄糖注射液稀释后静脉滴注。该处方日剂量偏小。

审方依据：

氨甲环酸注射液药品说明书。

三、防治脑血管痉挛药物

1. **作用机制**　通过抑制环核苷酸磷酸二酯酶，或者阻止 Ca^{2+} 进入细胞内，抑制跨膜电流的去极化，或者抑制平滑肌收缩最终阶段的肌球蛋白轻链磷酸化，最终的作用是抑制血管平滑肌收缩，扩张脑血管，缓解血管痉挛的症状。

2. **适应证**　参见表 1-10。

3. **常用药物**　包括尼莫地平、法舒地尔、罂粟碱。

4. **禁用与慎用（共性的）**　肝功能损害的患者慎用，参见表 1-10。

5. **不良反应（常见、严重）**　主要为肝功能损害、颅内出血、消化道出血、低血压、面色潮红、头晕、血小板减少、皮肤刺痛及过敏反应等。

6. **特殊人群用药（共性的）**　孕妇和哺乳期妇女禁用。儿童安全性尚未确定（罂粟碱除外）。

表 1-10 防治脑血管痉挛药物审方要点列表

药物	剂型	适应证	用法用量	特殊人群	禁忌	相互作用	注意事项
尼莫地平	片剂、注射剂	1. 用于预防和治疗由于动脉瘤性蛛网膜下腔出血后脑血管痉挛引起的缺血性神经损伤。 2. 用于轻、中度原发性高血压，如合并脑血管疾病者，可优先选用。 3. 用于血管性头痛、缺血性脑血管病、缺血性突发性耳聋、血管性痴呆。 4. 用于治疗老年脑功能障碍，如记忆力减退、定向力和注意力障碍、情绪波动	口服： 1. 急性脑血管病恢复期 30~40mg/次,4 次/d。 每 4 小时 1 次。 2. 缺血性脑血管疾病 ①片剂,30~120mg/d,分 3 次服用,连服 1 个月,连用 1 个月;②缓释胶囊或缓释片。 3. 血管性头痛 ①片剂,40mg/次,3 次/d,12 周为 1 个疗程;②缓释胶囊或缓释片,60mg/次,2 次/d,12 周为 1 个疗程。 4. 蛛网膜下腔出血所致脑血管痉挛 60mg/次,6 次/d(日剂量为360mg)。 5. 多型痴呆 30~60mg/次,3 次/d,1 个月为1 个疗程 静脉滴注： 1. 蛛网膜下腔出血所致脑血管痉挛引起的缺血性神经损伤(尼莫地平注射液 50ml:10mg) (1) 预防性用药：静脉治疗应在出血后 4 天内开始,并在血管痉挛最大危险期间,即出血后因经地平注射液连续给药,术后应继续静脉滴注本品至少持续 5 天。静脉治疗结束后,建议继续口服尼莫地平片约 7 天,每隔 4 小时服用 1 次(60mg/次,6 次/d)。 (2) 治疗性用药：如果蛛网膜下腔出血已经出现血管痉挛引起的缺血性神经损伤,治疗应尽早开始,并应持续给药至少 5 天,最长 14	1. 儿童 尚无儿童用药的安全性资料。 2. 老年人 老年人用药更易引起便秘和低血压。 3. 孕妇 动物实验表明,本药有致畸性,胚胎毒性,日本的本药毒性,可透过胎盘屏障,孕妇禁用。 4. 哺乳期妇女 本药可经乳汁分泌,哺乳期妇女禁用。 5. 严重肝功能损害者禁用	脑水肿或颅内压明显升高者	1. 氟西汀、去甲替林、西咪替丁可使本药浓度升高。 2. 合用抗高血压药可使降血压作用增强。 3. 与芬太尼合用可致严重低血压。 4. 利福平可减弱本药作用。 5. 合用非甾体抗炎药、抗凝血药可增加出血风险。 6. 合用β受体拮抗剂可引起低血压、心功能损害,应避免合用。 7. 长期使用抗癫痫药苯巴比妥、苯妥英、卡马西平会显著降低口服尼莫地平	1. 脑水肿及颅内压增高患者须慎用。 2. 尼莫地平的代谢产物具有毒性反应,肝功能损害者应当慎用。 3. 本品可引起血压的降低。在高血压合并蛛网膜下腔出血或脑卒中患者中,应注意用药者常用抗高血压药,或减少本品的用药剂量。 4. 可产生慢性肠梗阻,表现为腹胀、肠鸣音减弱。当出现上述症状时应当停药并保持观察。 5. 避免与其他钙通道阻滞剂合用

续表

药物	剂型	适应证	用法用量	特殊人群	禁忌	相互作用	注意事项
尼莫地平			天。其后建议口服尼莫地平片7天，每隔4小时服用1次（60mg/次，6次/d）。如果在治疗性用尼莫地平注射液继续期间，出血原因经外科手术治疗，术后应继续静脉滴注本品至少持续5天。静脉具体给药方案：①体重低于70kg（或血压不稳定）者，开始2小时可按0.5mg/h［约0.007 5mg/（kg·h）］给药。如果耐受良好，2小时后，剂量可增至1mg/h［约0.015mg/（kg·h）］（2.4瓶）。②体重大于70kg者，开始2小时首按1mg/h给药。如果耐受良好，2小时后，剂量可增至2mg/h［约0.03mg/（kg·h）］（4.8瓶）（24~48mg/d，持续静脉滴注）。若患者发生不良反应，应减量或停药。2.急性脑供血不足，每分钟0.5μg/kg，同时应监测血压，以血压不降或略降为宜。病情稳定后，改为口服，30~60mg/次，3次/d			的生物利用度，所以不推荐口服尼莫地平和这些抗癫痫药同时使用	
法舒地尔	注射剂	适用于改善和预防蛛网膜下腔出血术后的脑血管痉挛及引起的脑缺血症状	成人30mg/次，2~3次/d，以50~100ml的生理盐水或葡萄糖注射液稀释后静脉滴注，每次滴注时间为30分钟。本品给药应在蛛网膜下腔出血后早期开始，连用2周	1.儿童　尚未确立儿童用药的安全性。2.孕妇与哺乳期妇女　孕妇或可能妊娠妇女及哺乳期妇女应避免使用。3.老年人　70岁以上的高龄患者应慎用	下述患者禁用本品：1.出血患者　颅内出血。2.可能发生颅内出血的患者	无	1.本品只可静脉滴注使用，下述患者应慎重用药：术前合并糖尿病的患者，术中在主干动脉有动脉硬化的患者，肾功能障碍的患者，肝功能障碍的患者，严重意识障碍的患者，70岁以上的患者，蛛网膜下腔合并重症脑血管障碍的患者。

续表

药物	剂型	适应证	用法用量	特殊人群	禁忌	相互作用	注意事项
法舒地尔					术中出血、动脉瘤未行止血处置的患者。3. 低血压患者。		2. 本品使用时，应关注临床症状及 CT 改变，若发现颅内出血，应立即停药。3. 本品可引起低血压，应注意血压变化及给药速度。4. 本品的用药时间为 2 周，不可长期使用。
罂粟碱	注射剂	本品用于治疗脑、心及外周血管痉挛所致的缺血，肾、胆或胃肠道等内脏痉挛	成人常用量：1. 肌内注射 30mg/次，90~120mg/d。2. 静脉注射 30~120mg/次，每小时 1 次，应缓慢注射，不少于 1~2 分钟，以免发生心律失常以及足以致命的窒息等。用于心搏停止时，两次给药要相隔 10 分钟。儿童：肌内或静脉注射，一次按体重 1.5mg/kg，每日 4 次	1. 老年人　未进行该项试验且无可靠参考文献。2. 孕妇及哺乳期妇女　未进行该项试验且无可靠参考文献	1. 完全性房室传导阻滞患者。2. 帕金森病患者。3. 出现肝功能不全时的患者	1. 与左旋多巴同时用时可减弱后者的疗效，本品能阻滞多巴胺受体。2. 吸烟时因烟碱作用，本品的疗效降低	1. 对诊断有干扰。服药时升高血嗜酸性粒细胞，谷丙转氨酶、碱性磷酸酶、谷草转氨酶及胆红素。2. 由于血液"窃流现象"，用于心绞痛、新近心肌梗死或脑卒中时须谨慎。3. 青光眼患者要定期检查眼内压。4. 静脉注射大量能抑制房室和室内传导，并产生严重心律失常。5. 定期检查肝功能，尤其是患者有胃肠道疾病或黄疸时

审方实操案例

审方实操案例使用步骤:

1. 阅读门诊处方或者医嘱。

2. 在审方思维训练卡中规范性审核"□"勾选相应问题。

3. 在适宜性审核的表格中填写答案。

防治脑血管痉挛药物审方实操案例

门诊处方

×× 省 ×× 医院处方			
姓名: 黄某某	性别: 女	年龄: 56 岁	日期: 20200510
科室: 神经内科	处方号: ××××××××		医保属性: 自费
身份证号: ××××××		单位或住址: ××××××	
诊断: 蛛网膜下腔出血			
Rp:			
药名	规格和数量	单次用量	用法
尼莫地平片	30mg × 20 片	60mg	口服, 2 次 /d
处方医师: ×××	审核药师: ×××	调配药师: ×××	

审方思维训练卡

一、规范性审核(在相应的方框内打钩)

□ 处方内容缺项。

□ 医师签名、签章不规范。

□ 新生儿、婴幼儿处方未写明日龄、月龄或体重。

□ 西药、中成药与中药饮片未分别开具处方。

□ 未使用药品规范名称开具处方。

□ 用法、用量使用"遵医嘱""自用"等含混不清字句。

□ 开具处方未写临床诊断或临床诊断书写不全。

□ 单张处方超过 5 种药品。

□ 门诊处方超过 7 日用量,急诊处方超过 3 日用量。

二、适宜性审核(在表格内填写存在的问题)

药名	适应证	禁用/慎用	剂型/给药途径	用法用量	重复用药/相互作用
尼莫地平片					

参考答案:

该处方为用药不适宜处方。

√ 用法用量不适宜:尼莫地平用于蛛网膜下腔出血所致脑血管痉挛引起的缺血性神经损伤时应该 60mg/ 次,每日 6 次。

审方依据:

尼莫地平片药品说明书。

第二章
帕金森病

第一节　帕金森病概述

一、流行病学

帕金森病(Parkinson disease,PD),又名震颤麻痹(paralysis agitans),是一种常见于中老年人的神经系统变性疾病,临床上以静止性震颤、运动迟缓、肌强直和姿势平衡障碍为主要特征。该疾病是由英国医师詹姆士·帕金森(James Parkinson)于1817年首先报道并系统描述。我国65岁以上人群患病率为1 700/10万,与欧美国家类似,患病率随年龄增加而升高,男性稍高于女性。

二、临床表现

发病年龄平均约55岁,多见于60岁以后,40岁以前相对少见。男性略多于女性。隐匿起病,缓慢进展。

1. **运动症状**(motor symptoms)　常始于一侧肢体,逐渐累积同侧下肢,再波及对侧上肢及下肢,呈"N"形进展。

(1)静止性震颤:常为首发症状,多始于一侧上肢远端,静止位时出现或明显,随意运动时减轻或停止,紧张或激动时减轻或加剧,入睡后消失。典型表现是拇指与示指呈"搓丸样"动作,频率为4~6Hz。令患者一侧肢体运动如握拳或松拳,可使另一侧肢体震颤更明显,该试验有助于发现早期轻微震颤。少数患者可不出现震颤,部分患者可合并轻度姿势性震颤。

(2)肌强直:被动运动关节时阻力增高,且呈一致性,类似弯曲软铅管的感觉,故称"铅管样强直";在有静止性震颤的患者中可感到在均匀的阻力中出现断续停顿,如同转动齿轮,称为"齿轮样强直"。四肢、躯干、颈部肌强直可使患者出现特殊的屈曲体姿,表现为头部前倾,躯干腹屈,肘关节屈曲,腕关节伸直,前臂内收,髋及膝关节略微弯曲。

(3)运动迟缓:随意运动减少,动作缓慢、笨拙。早期以手指精细动作如解或扣纽扣、系鞋带等动作缓慢,逐渐发展为全面性动作减少、迟钝,晚期因合并肌张力增加,导致起床、翻身均有困难。体检见面容呆板,双眼凝视,瞬目减少,酷似"面具脸";口、咽、腭肌运动徐缓时,表现语速变慢,语音低调;书写字体越写越小,呈现"小字征";做快速重复性动作如拇指与示指对指时表现动作速度缓慢和幅度减小。

(4)姿势障碍:在疾病早期,表现为走路时患侧上肢摆臂幅度较小或消失,下肢拖曳。随病情进展,步伐逐渐变小变慢,启动、转弯时步态障碍尤为明显,自坐位、卧位起立时困难。有时行走中全身僵住,不能动弹,称为"冻结"现象。有时迈步后,以极小的步伐越走越快,不能及时止步,称为前冲步态或慌张步态。

2. 非运动症状

(1)感觉障碍:疾病早期即可出现嗅觉减退或睡眠障碍,尤其是快速眼动期睡眠行为异常。中、晚期常有肢体麻木、疼痛。有些患者可伴有不宁腿综合征。

(2)自主神经功能障碍:临床常见,如便秘、多汗、溢脂性皮炎等。吞咽活动减少可导致流涎。疾病后期可出现功能减退、排尿障碍或直立性低血压。

(3)精神障碍:近半数患者伴有抑郁,并常伴有焦虑。部分患者在疾病晚期发生认知障碍乃至痴呆,以及幻觉,其中视幻觉多见。

三、治疗原则

每一例帕金森病患者都可以先后或同时表现出运动症状和非运动症状,但在整个病程中都会伴有这两类症状,有时会产生多种非运动症状。因此,我们应该对帕金森病的运动症状和非运动症状采取全面综合的治疗。

1. 药物治疗 药物治疗是首选,且是整个治疗过程中的主要治疗手段。药物治疗包括疾病修饰治疗药物和症状性治疗药物。疾病修饰治疗药物除了可能的疾病修饰作用外,也具有改善症状的作用;症状性治疗药物除了能够明显改善疾病症状外,部分也兼有一定的疾病修饰作用。

(1)老年前(<65岁)患者,且不伴智能减退,可有如下选择:①非麦角类多巴胺受体(DR)激动剂;②单胺氧化酶B(MAO-B)抑制剂;③金刚烷胺;④复方左旋多巴;⑤复方左旋多巴+儿茶酚-O-甲基转移酶(COMT)抑制剂。首选药物并非按照以上顺序,需根据不同患者的具体情况而选择不同方案。若遵照美国、欧洲的治疗指南应首选方案①、②或⑤;若患者由于经济原因不能承受高价格的药物,则可首选方案③;若因特殊工作之需,力求显著改善运动症状,或出现认知功能减退,则可首选方案④或⑤;也可在小剂量应用方案①、②或③时,同时小剂量联合应用方案④。对于震颤明显而其他抗帕金森病药疗效欠佳的情况下,可选用抗胆碱药,如苯海索。

(2)老年(≥65岁)患者,或有智能减退:首选复方左旋多巴治疗。随着症状的加重,疗效减退时可添加DR激动剂、MAO-B抑制剂或COMT抑制剂治疗。尽量不应用抗胆碱药,尤其针对老年男性患者,因其具有较多的副作用,除非有严重震颤,并明显影响患者的日常生活。

帕金森病的诊疗提倡早期诊断、早期治疗,不仅可以更好地改善症状,而且可能会达到延缓疾病进展的效果。坚持"剂量滴定"以避免产生药物的急性副作用,力求实现"尽可能以小剂量达到满意临床效果"的用药原则,避免或降低运动并发症尤其是异动症的发生率。治疗应遵循循证医学的证据,也应强调个体化特点,不同患者的用药选择需要综合考虑患者的疾病特点(是以震颤为主,还是以强直少动为主)和疾病严重程度、有无认知障碍、发病年龄、就业状况、有无共病、药物可能的副作用、患者的意愿、经济承受能力等因素,尽可能避免、推迟或减少药物的副作用和运动并发症。进行抗帕金森病药物治疗时,特别是使用左旋多巴时不能突然停药,以免发生撤药恶性综合征。

2. **手术治疗**　早期药物治疗显效明显,而长期治疗的疗效明显减退,或出现严重的运动波动及异动症者可考虑手术治疗。手术可以明显改善运动症状,但不能根治疾病,术后仍需应用药物治疗,但可相应减少剂量。

3. **康复与运动疗法**　康复与运动疗法(如健身操、太极拳等)对帕金森病症状的改善乃至对延缓病程的进展可能都有一定的帮助。

4. **心理疏导**　对帕金森病的治疗不仅需要关注改善患者的运动症状,而且要重视改善患者的抑郁等心理障碍,予以有效的心理疏导和抗抑郁药治疗并重,从而达到更满意的治疗效果。

5. **照料护理**　科学的护理往往对于有效控制病情、改善症状起到一定的辅助治疗作用;同时也能够有效地防止误吸或跌倒等可能意外事件的发生。

【参考文献】

[1] 贾建平,陈生弟.神经病学.8版.北京:人民卫生出版社,2018.
[2] 中华医学会神经病学分会帕金森病及运动障碍学组.中国帕金森病治疗指南(第三版).中华神经科杂志,2014,47(6):428-433.
[3] 国家药典委员会.中华人民共和国药典:临床用药须知.2015年版.北京:中国医药科技出版社,2017.

笔记

第二节 帕金森病治疗药物及审方要点

诊断为帕金森病的患者可以根据病情选择合适的药物治疗,主要的治疗药物分为:①拟多巴胺类药物;②中枢多巴胺(dopamine,DA)受体激动剂;③单胺氧化酶 B 抑制剂;④儿茶酚 -O- 甲基转移酶抑制剂;⑤促多巴胺释放药物;⑥抗胆碱药物;⑦其他类。药物审方要点见图 2-1。

一、拟多巴胺类药物

1. **作用机制** 通过直接补充 DA 前体物或抑制 DA 降解而产生作用。

2. **适应证** 参见表 2-1。

3. **常用药物** 包括左旋多巴、左旋多巴 / 卡比多巴、多巴丝肼。

4. **禁用与慎用(共性的)** 闭角型青光眼患者、精神病患者禁用。胃与十二指肠溃疡患者慎用或禁用。

5. **不良反应(常见、严重)** 常见的不良反应有恶心、呕吐、异常的不自主运动等。

6. **特殊人群用药(共性的)** 孕妇和哺乳期妇女禁用左旋多巴、左旋多巴 / 卡比多巴、多巴丝肼。

表2-1 拟多巴胺类药物审方要点列表

药物	剂型	适应证	用法用量	特殊人群	禁忌	相互作用	注意事项
左旋多巴	片剂、胶囊剂	用于帕金森病及帕金森综合征	口服。开始250mg/次,2~4次/d,餐后服用。后续视患者耐受情况,每隔3~7日增加一次剂量,增加范围为125~750mg/d,直至最理想的疗效为止。每日最大量6g,分4~6次服用。脑炎后综合征及老年患者应酌减剂量	1.孕妇及哺乳期妇女 动物实验表明本品可引起内脏和骨骼畸形。本品可随乳汁排泄,也会减少乳汁分泌。孕妇及哺乳期妇女应禁用。 2.儿童 慎用。	严重精神疾患,严重心律失常,心力衰竭,青光眼,有溃疡和有惊厥史者	1.与非选择性单胺氧化酶抑制剂合用可致急性肾上腺危象。 2.与罂粟碱或维生素 B_6 合用,可降低本品药效。 3.与乙酰螺旋霉素合用,可显著降低本品药效。 4.与利血平合用,可抑制本品的作用,应避免合用。 5.与抗精神病药合用,两者互相拮抗,应避免合用。 6.与甲基多巴合用,可增加本品的不良反应并使甲基多巴的降血压作用增强	高血压,心律失常,糖尿病,支气管哮喘,肺气肿,肝肾功能障碍,尿潴留者慎用
左旋多巴/卡比多巴	片剂、控释片剂	适用于治疗自发的帕金森病、脑炎后帕金森综合征,症状性帕金森综合征(一氧化碳中毒或锰中毒),服用含维生素 B_6 的维生素制剂引起的帕金森病或帕金森综合征,对以前服过左旋多巴/脱羧酶抑制剂复合制剂治疗或单用左旋多巴治疗的	口服。片剂:开始137.5mg/次,3次/d,直逐日增加137.5mg,至维持量2.2g。维持量550mg/d,疗程20~40周。控释片:轻中度患者,开始为250mg/次,2~3次/d,逐渐增加剂量,大多数患者每日只需2~8片,	1.孕妇及哺乳期妇女 禁用。 2.儿童 慎用。 3.老年人 尚无本品在老年患者中应用的安全性和有效性研究资料	严重心血管疾病,肝、肾功能不全,内分泌失调,闭角型青光眼,精神病患者	1.与非选择性单胺氧化酶抑制剂合用可致急性肾上腺危象。 2.与罂粟碱或维生素 B_6 合用,可降低本品的药效。 3.与乙酰螺旋霉素合用,可明显降低本品的血药浓度,药效减弱。 4.与利血平合用,可抑制本品的作用,应避免合用。 5.与抗精神病药合用,两者互相拮抗,应避免合用。	1.服用单胺氧化酶抑制剂的患者,必须停用2周后才能服用本品,当药物引起维体外系反应时不宜使用。 2.遵照医嘱调整药量,既能保证获得待治疗所需的血药浓度,同时副作用又极轻微,这对老年人或接受其他药物治疗的

续表

药物	剂型	适应证	用法用量	特殊人群	禁忌	相互作用	注意事项
左旋多巴/卡比多巴		疗的有效作用减退(渐弱)现象,峰剂量运动障碍,运动不能等特征性的运动失调,或有类似药得时间短时间运动障碍现象得的患者,减少"关"的时间	分数次服用。开始给药前8小时需停用左旋多巴			6. 与甲基多巴合用,可增加本品的不良反应并使甲基多巴的降血压作用增强	患者尤为重要。3. 胃与十二指肠溃疡患者慎用
多巴丝肼	片剂、胶囊剂	用于治疗帕金森病、症状性帕金森综合征(脑炎后综合征、动脉硬化性或中毒性,但不包括药物性)引起的帕金森综合征	1. 初始治疗　首次推荐量是每次1/2片,3次/d。以后每周的日服量增加1/2片,直至达到适合的治疗量为止。如果患者治疗期就诊,则用量可增加得更快,如日剂量每周增加2次,本品较快达到有效剂量的日的,本品每日的日服用量很少需要超过5片。如果有必要每日给予4片以上本品片剂,那么增加剂量应以月为间隔期。2. 维持疗法　本品的日用量至少应分成3次服用,平均维持量是3次/d,每次1片。然而,由于	1. 孕妇及哺乳期妇女　动物实验显示本品可能会影响胚胎的骨骼发育,因此绝对禁止用于孕妇或采取有效避孕措施但具有妊娠可能性的妇女。因不知苄丝肼是否能进入乳汁中,服用本品的母亲须禁止哺乳。2. 25岁以下患者禁用。3. 老年人　同用法用量	1. 已知对左旋多巴、苄丝肼或其赋形剂过敏的患者。2. 本品与非选择性单胺氧化酶抑制剂合用的患者,但选择性单胺氧化酶B抑制剂(如司来吉兰和雷沙吉兰)和选择性单胺氧化酶A抑制剂(如吗氯贝胺)则不在禁止合用之列。合用单胺氧化酶A与单胺氧化酶B抑制剂相当于非选择性单胺氧化酶抑制剂,因而不应与本品联合应用。	1. 甲氧氯普胺能提高左旋多巴的吸收速率。2. 多潘立酮通过刺激胃排空可能会增加左旋多巴的生物利用度。3. 神经阻滞剂、阿片类及合利血平的抗高血压药可抑制本品的作用。4. 在开始服用本品前停用单胺氧化酶抑制剂至少两周,否则可能会发生高血压危象等不良反应。5. 不可与拟交感神经类药物同时使用。6. 当开始使用COMT抑制剂进行辅助治疗时,本品的剂量应该适当下调。7. 同时进食高蛋白膳食会使药效下降	1. 可能会增强拟交感神经药物(如肾上腺素、去甲肾上腺素、异丙肾上腺素)作用,故不推荐联合用药。如必须联用,须密切监测,且拟交感神经药物需减量。2. 当左旋多巴与苄丝肼复合制剂合用于已经接受神经类药治疗的患者时会出现直立性低血压,需要监测血压,必要时调整剂量。3. 维生素B6可能会促进外周左旋多巴的转化,但是脱羧

续表

药物	剂型	适应证	用法用量	特殊人群	禁忌	相互作用	注意事项
多巴丝肼			症状的改善可能有波动,因此日剂量分配视个别患者具体情况而定		3. 以下疾病的失代偿期的患者,如内分泌疾病,肾功能损害(不宁腿患者除外)、肝功能损害者或心脏疾病。 4. 精神类疾病,闭角型青光眼,25岁以下的患者。 5. 孕妇以及未采用有效避孕措施的有潜在妊娠可能的患者		酶抑制剂的的存在可以抵抗这种效应。故维生素 B_6 可与本品合用。 4. 使用本品治疗的患者如需接受全身麻醉,本品治疗应尽量延续至手术前,除非采用氟烷麻醉。 5. 本品不可骤然停药,否则可能合导致危及生命的类抗精神病恶性综合征反应

审方实操案例

审方实操案例使用步骤：

1. 阅读门诊处方或者医嘱。
2. 在审方思维训练卡中规范性审核"□"勾选相应问题。
3. 在适宜性审核的表格中填写答案。

拟多巴胺类药物审方实操案例

门诊处方

×× 省 ×× 医院处方			
姓名：张某	性别：男	年龄：62 岁	日期：20190412
科室：神经内科	处方号：××××××××		医保属性：自费
身份证号：××××××		单位或住址：××××××	
诊断：1. 帕金森病(初诊)；2. 梅热综合征			
Rp：			
药名	规格和数量	单次用量	用法
多巴丝肼片	250mg×40 片	250mg	口服 250mg/ 次，3 次 /d
左旋多巴片	250mg×30 片	250mg	口服 250mg/ 次，4 次 /d
盐酸苯海索片	2mg×40 片	0.5mg	口服 0.5mg/ 次，3 次 /d
处方医师：×××	审核药师：×××	调配药师：×××	

审方思维训练卡

一、规范性审核（在相应的方框内打钩）

□ 处方内容缺项。

□ 医师签名、签章不规范。

□ 新生儿、婴幼儿处方未写明日龄、月龄或体重。

□ 西药、中成药与中药饮片未分别开具处方。

□ 未使用药品规范名称开具处方。

□ 用法、用量使用"遵医嘱""自用"等含混不清字句。

□ 开具处方未写临床诊断或临床诊断书写不全。

□ 单张处方超过 5 种药品。

□ 门诊处方超过 7 日用量，急诊处方超过 3 日用量。

二、适宜性审核（在表格内填写存在的问题）

药名	适应证	禁用/慎用	剂型/给药途径	用法用量	重复用药/相互作用
多巴丝肼片					
左旋多巴片					
盐酸苯海索片					

参考答案：

该处方为用药不适宜处方。

√ 用法用量不适宜：帕金森病药物治疗原则是以小剂量缓慢开始，剂量应个体化，以达到长效目的。多巴丝肼片宜起始 62.5mg/次，3 次/d，后每周的日服量增加 1/2 片，逐渐加量至合适剂量；或起始 125mg/次，3 次/d，后每周的日服量增加 1/2 片，逐渐加量至合适剂量（餐前或餐后 1 小时服用）。苯海索宜起始 1~2mg/d，以后每 3~5 日增加 2mg，至疗效最好而又不出现不良反应为止，一般不超过 10mg/d，分 3~4 次服用。

√ 联合用药不适宜：多巴丝肼片是由左旋多巴和苄丝肼按 4∶1 组合而成的，联合使用左旋多巴片为重复用药，建议停用左旋多巴。

审方依据：

1. 多巴丝肼片药品说明书。
2. 左旋多巴片药品说明书。
3. 盐酸苯海索片药品说明书。
4. 杨宝峰，陈建国.药理学.9 版.北京：人民卫生出版社，2018.

二、中枢多巴胺受体激动剂

1. **作用机制**　直接作用于多巴胺受体，不依赖多巴胺能神经功能。
2. **适应证**　参见表 2-2。
3. **常用药物**　包括普拉克索、罗匹尼罗、吡贝地尔、罗替高汀。
4. **禁用与慎用（共性的）**　对任何组分有过敏反应的患者禁用。
5. **不良反应（常见、严重）**　主要为恶心，神经精神症状，直立性低血压，行为障碍（病理性赌博、性欲增强和性欲亢进）。
6. **特殊人群用药（共性的）**　孕妇和哺乳期妇女不建议使用。

表 2-2 中枢多巴胺受体激动剂审方要点列表

药物	剂型	适应证	用法用量	特殊人群	禁忌	相互作用	注意事项
普拉克索	片剂、缓释片剂	用来治疗成人特发性帕金森病的体征和症状,单独(无左旋多巴)或与左旋多巴联用。例如,在疾病后期左旋多巴的疗效逐渐减弱或出现变化和波动时(剂末现象或"开-关"波动),需要应用本品	口服。片剂:0.125~1.5mg/次,3次/d。缓释片:0.375~4.5mg/次,1次/d	1. 孕妇及哺乳期妇女 普拉克索在母体毒性剂量下对大鼠胚胎有毒性,禁用于妊娠期,除非对胎儿潜在的益处大于风险时。不应该在哺乳期内应用本品。如果不可避免的话,应停止哺乳。 2. 儿童 本品尚无儿童用药的安全性及有效性数据。 3. 老年人 无特殊注意事项	对本品活性成分或任何辅料过敏者	1. 西咪替丁和金刚烷胺可能与本品发生相互作用并导致任何一种或两种药物的清除率降低。合用时,应考虑减少本品剂量。 2. 当与左旋多巴联用时,建议在增加本品的剂量时减少左旋多巴的剂量,而其他抗帕金森病治疗药物的剂量保持不变。 3. 由于可能的累加效应,患者在服用普拉克索的同时要慎用其他镇静药物或酒精。 4. 应避免与抗精神病药同时应用,例如预期会有拮抗作用时	1. 肾功能损害患者建议减少剂量。 2. 幻觉为多巴胺受体激动剂和左旋多巴治疗的不良反应。应告知患者可能会发生幻觉(多为视觉上的)。 3. 对于晚期应用左旋多巴,可能会在本品的初始阶段发生运动障碍,如果发生上述不良反应,应该减少左旋多巴用量。 4. 建议其在应用本品治疗的过程中要谨慎驾驶车辆或操作机器

续表

药物	剂型	适应证	用法用量	特殊人群	禁忌	相互作用	注意事项
罗匹尼罗	片剂、缓释片剂	适用于与左旋多巴联用,治疗帕金森病的症状和体征。可用于左旋多巴疗效减退或治疗中出现反复波动效果出现末现象或"开关"波动时(剂末现象或"开关"波动)	口服。片剂:推荐起始量是0.25mg/次,3次/d;隔周增加0.25mg/次单次剂量1mg,3次/d。如必要,4周后可以在每周的基础上将每日增加1.5mg,直至日服量9mg,然后再次每日增加3mg,直至日服量达24mg。缓释片:起始剂量为第1周2mg/次,1次/d;从治疗第2周开始将剂量上调至4mg/次,1次/d。在4mg/d的剂量下不能有效控制症状或维持症状,则可以逐渐增加剂量,每次增加的日剂量2mg,每次增加的时间间隔为1周或更长,直至达到8mg/d。如果在8mg/d的剂量下仍然不能有效控制症状或维持症状,可以继续增加剂量,每次增加的日剂量2~4mg,每次增加的时间间隔为2周或更长。本品的每日最大剂量为24mg	1. 孕妇及哺乳期妇女 动物实验证实罗匹尼罗具有致畸胎效应。故孕妇应充分考虑到用药应分考虑利弊,权衡利弊。大鼠实验显示乳汁中含有罗匹尼罗或它的代谢物,所以哺乳期妇女要考虑是否需要停止哺乳或使用罗匹尼罗。2. 儿童 疗效和安全性尚未确定。3. 老年人 无须调整剂量。对于年龄在75岁或以上的患者,可以考虑在治疗初期减慢滴定速度	对本品有过敏反应的患者	1. CYP1A2是罗匹尼罗代谢过程中起主要作用的酶,因此停止或使用CYP1A2强效抑制剂时应相应调整罗匹尼罗的剂量。2. 罗匹尼罗是一种多巴胺激动剂,多巴胺拮抗剂如精神安定类药(吩噻嗪类、苯丁酮类或甲氧氯普胺)可降低盐酸罗匹尼罗缓释片的疗效。3. 严重用精神病患者使用精神安定类药物治疗期间,如果要使用多巴胺激动剂,需要充分评估其获益/风险	1. 日常活动中易产生困倦 患者应避免开车或使其他危险的活动。2. 症状性低血压 多巴胺激动剂可能影响血压调节,故导致直立性低血压,作用与剂量相关。3. 运动障碍 罗匹尼罗可以加重左旋多巴的副作用,加重已有的运动障碍。减少剂量可消除这种副作用。4. 肝脏和肾脏 肌酐清除率30~50ml/min无须调整剂量。由于还没有相关肝肾功能损害的患者应慎用罗匹尼罗

续表

药物	剂型	适应证	用法用量	特殊人群	禁忌	相互作用	注意事项
吡贝地尔	缓释片剂	用于帕金森病的治疗，可作为单一用药，特别治疗以震颤为主要症状的患者，亦可与左旋多巴合并使用，作为初期或后期治疗	帕金森病的治疗： 作为单一用药一用药，150~250mg，即每日3~5片，分3~5次服用。作为左旋多巴治疗的补充，每日为1~3片（每250mg左旋多巴大约需50mg吡贝地尔）。药片应于进餐结束时用半杯水吞服，不要咀嚼。剂量必须逐渐增加，每3日增加1片。或遵医嘱	1. 孕妇及哺乳期妇女 不建议孕妇和哺乳期妇女使用。 2. 儿童 儿童用药的安全性和有效性尚未确定。 3. 老年人 参见其他项下内容，或遵医嘱	1. 对本品中任何成分过敏者。 2. 心血管性虚脱的患者。 3. 心肌梗死急性期患者	吡贝地尔不宜与苯二氮䓬类精神安定药（不包括氯氮平）联用，因为两类药物存在着拮抗作用	1. 服药治疗期间，患者或驾车或者进行机器操作必须小心注意。 2. 由于包含蔗糖成分，对于果糖不耐受、葡萄糖或半乳糖吸收不良或者蔗糖酶-异麦芽糖酶不足的患者不宜使用本品
罗替高汀	贴剂	适用于早期特发性帕金森病症状及体征的单药治疗（不与左旋多巴联用），或左旋多巴联合用于病程中各个阶段，直至疾病晚期左旋多巴的疗效减退不稳定或出现波动时（剂末现象或"开关"波动）	外用。 1. 用法 本品1次/d，每日应在同一时间使用。将本品在皮肤上同一时间贴用。保留24小时，然后在皮肤的另一部位更换新的贴片。如果患者忘记在每日用药时间更换贴片或者贴片脱落，应在当日剩余时间内应用一张新的贴片。 2. 用量 推荐剂量以释药量表示。 (1) 早期帕金森患者的给药剂量：起始剂量为2mg/24h，然后每周增加2mg/24h直至有效剂量，最大剂量可至8mg/24h。 (2) 伴有波动现象的晚期帕金森病患者的给药剂量：起始剂量为4mg/24h，然后每周增加2mg/24h直至有效剂量，最大剂量可至16mg/24h。若给药剂量高于8mg/24h，可应用多贴片以达到最终剂量	1. 孕妇及哺乳期妇女 (1) 具有生育能力的妇女、治疗期间应采取有效的避孕措施，防止受孕。 (2) 在大鼠和小鼠中观察到胚胎毒性。对人类的潜在风险未知。孕妇不得使用罗替高汀。 (3) 罗替高汀可经乳汁排出。由于缺乏人类数据，哺乳期妇女应停止使用本品。 2. 儿童 尚无相关数据。 3. 老年人 无特殊	1. 对本品有效成分或任一辅料过敏者。 2. 接受磁共振成像或心脏复律者	1. 多巴胺拮抗剂，如精神安定药（如吩噻嗪类、丁酰苯类、硫杂蒽类）或甲氧氯普胺，可能会降低本品疗效，应避免联合用药。 2. 对于正在使用镇静剂或其他中枢神经系统抑制剂（如苯二氮䓬类、抗精神病药、抗抑郁药）的患者，联合使用罗替高汀可能发生叠加效应，建议谨慎使用	1. 在罗替高汀治疗中已观察到直立性低血压现象，建议监测血压，特别是在治疗开始时。 2. 突然中断多巴胺治疗可引发神经阻滞剂恶性综合征的症状。建议性地逐渐减少治疗剂量。 3. 接受多巴胺受体激动剂治疗的患者，不得用左旋多巴进行止吐治疗。 4. 与左旋多巴联用的帕金森病患者，一些多巴胺能不良反应（如幻觉、运动障碍和外周水肿）的发生率升高。 5. 罗替高汀可能对驾驶和操作机械的能力产生较大影响

审方实操案例

审方实操案例使用步骤：

1. 阅读门诊处方或者医嘱。
2. 在审方思维训练卡中规范性审核"□"勾选相应问题。
3. 在适宜性审核的表格中填写答案。

中枢多巴胺受体激动剂审方实操案例

门诊处方

×× 省 ×× 医院处方			
姓名：张某	性别：女	年龄：74 岁	日期：20191101
科室：神经科	处方号：××××××××		医保属性：自费
身份证号：×××××		单位或住址：×××××	
诊断：1. 帕金森病；2. 低血压			
Rp：			
药名	规格和数量	单次用量	用法
吡贝地尔缓释片	50mg×30 片	50mg	口服，2 次 /d
处方医师：×××	审核药师：×××	调配药师：×××	

审方思维训练卡

一、规范性审核（在相应的方框内打钩）

□ 处方内容缺项。

□ 医师签名、签章不规范。

□ 新生儿、婴幼儿处方未写明日龄、月龄或体重。

□ 西药、中成药与中药饮片未分别开具处方。

□ 未使用药品规范名称开具处方。

□ 用法、用量使用"遵医嘱""自用"等含混不清字句。

□ 开具处方未写临床诊断或临床诊断书写不全。

□ 单张处方超过 5 种药品。

□ 门诊处方超过 7 日用量，急诊处方超过 3 日用量。

二、适宜性审核（在表格内填写存在的问题）

药名	适应证	禁用/慎用	剂型/给药途径	用法用量	重复用药/相互作用
吡贝地尔缓释片					

参考答案：

该处方为用药不适宜处方。

√ 遴选药品不适宜：患者为老年女性，可以选用吡贝地尔，但由于该药对血压和中枢神经系统的不良反应，可以导致直立性低血压和嗜睡状态，尤其老年人更加敏感。且该患者诊断合并低血压，建议停用吡贝地尔，选用多巴丝肼治疗。

审方依据：

1. 吡贝地尔缓释片药品说明书。

2. 杨宝峰,陈建国.药理学.9版.北京：人民卫生出版社,2018.

三、单胺氧化酶 B 抑制剂

1. **作用机制** 阻止脑内多巴胺降解,增加多巴胺浓度。

2. **适应证** 参见表 2-3。

3. **常用药物** 包括司来吉兰、雷沙吉兰。

4. **禁用与慎用**（共性的） 对任何组分有过敏反应的患者禁用。

5. **不良反应**（常见、严重） 主要为神经精神症状。

6. **特殊人群用药**（共性的） 孕妇和哺乳期妇女不推荐使用或慎用。

表2-3 单胺氧化酶B抑制剂审方要点列表

药物	剂型	适应证	用法用量	特殊人群	禁忌	相互作用	注意事项
司来吉兰	片剂	单用治疗早期帕金森病或与左旋多巴或与左旋多巴及外周脱羧酶抑制剂合用。司来吉兰与左旋多巴合用特别适用于治疗运动波动,如由于大剂量左旋多巴引起的剂末现象	开始剂量为早晨5mg,可增至每天10mg(早晨一次服用或分开两次)。若患者在合用左旋多巴制剂时显示类似左旋多巴的不良反应,左旋多巴剂量应减少	1. 孕妇及哺乳期妇女 尚无本品在孕妇及哺乳期妇女服用的安全性文献资料和报道,所以不推荐孕妇或哺乳期妇女服用。 2. 儿童 用药的安全有效性尚未确立。 3. 老年人 本品适应证人群主要为老年人,因此说明书主要内容针对的是老年人,请参考有关内容	1. 对本品中任一成分过敏者。 2. 本品与哌替啶同时使用的患者	1. 与间接的拟交感神经药相互作用所引起的高血压反应要予以关注。 2. 与非选择性单胺氧化酶抑制剂合用可能引起严重低血压。 3. 有报告司来吉兰与哌替啶有些相互作用可致命并且机制未被确定,所以应避免同时使用。 4. 也可能与曲马多有相互作用,应谨慎同时应用选择性单胺氧化酶(MAO)抑制剂司来吉兰和西酞普兰。 5. 应谨慎应用多巴胺与司来吉兰。 6. 司来吉兰与氟西汀同时服用有报告产生严重反应,应避免同时服用。 7. 同时服用司来吉兰及其他选择性5-羟色胺再摄取抑制剂要注意。司来吉兰及三环类抗抑郁药同用时要谨慎,曾报告严重中枢神经症状。 8. 复方避孕药可能会增加司来吉兰的生物利用度,同时使用要慎重	1. 有胃及十二指肠溃疡、不稳定高血压、心律失常、严重心绞痛或精神病患者服用需特别注意。 2. 若服用过大剂量(超过30mg/d),抑制单胺氧化酶B(MAO-B)的选择性会消失一些,抑制单胺氧化酶A(MAO-A)开始显著增加。所以,同时服用大剂量本药及含高酪胺食品可能有引发高血压的危险。 3. 运动员慎用

续表

药物	剂型	适应证	用法用量	特殊人群	禁忌	相互作用	注意事项
雷沙吉兰	片剂	适用于原发性帕金森病患者的单药治疗，以及伴有剂末现象患者的联合治疗（与左旋多巴合用）	口服。无论是否与左旋多巴合用，用量均为 1mg/次，1 次/d。服用本品不受进食影响	1. 孕妇及哺乳期妇女 尚无临床资料。动物实验显示，雷沙吉兰对于妊娠、胚胎-胎仔发育没有直接或间接的有害作用。慎用于孕妇。尚不清楚雷沙吉兰是否经人乳汁分泌。应慎用于哺乳期妇女。 2. 儿童 由于尚缺乏安全性和有效性资料，不推荐用于儿童和青少年。 3. 老年人 无须调整剂量。 4. 重度肝损害患者禁用	1. 对本品活性药物成分或任何成分过敏者。 2. 与其他单胺氧化酶（MAO）抑制剂或哌替啶合用的患者。停用雷沙吉兰与开始使用 MAO 抑制剂或哌替啶之间必须至少间隔 14 天	1. 雷沙吉兰不可与其他 MAO 抑制剂联用。 2. 曾有雷沙吉兰与替和 MAO 抑制剂（包括其他选择性 MAO-B 抑制剂）合用发生严重不良反应的报告。 3. 不推荐与右美沙芬合用。 4. 不推荐与右美沙芬合用。 5. 应避免雷沙吉兰与氟西汀和氟伏沙明合用。 6. 与抗抑郁药合用时应谨慎。 7. CYP1A2 强抑制剂可能会改变雷沙吉兰的血浆水平，应用时需谨慎。 8. 和恩他卡朋合用，雷沙吉兰口服清除率增加 28%	1. 应避免与氟西汀或氟伏沙明合用。停用氟西汀与开始服用本品应至少间隔 5 周。停用本品与开始服用氟西汀或氟伏沙明应间隔 14 天。 2. 由于本品可增强左旋多巴的作用，因此左旋多巴的不良反应会增加，加重已有的异动症。减少左旋多巴的剂量可缓解不良反应。 3. 已有本品与左旋多巴合用时发生低血压反应的报道。 4. 中度肝功能损害患者避免使用。轻度肝功能损害患者服用本品时应谨慎。如果肝功能损害由轻度进展为中度时，应停止服用本品。 5. 肾功能损害患者无须调整剂量

审方实操案例

审方实操案例使用步骤：

1. 阅读门诊处方或者医嘱。
2. 在审方思维训练卡中规范性审核"□"勾选相应问题。
3. 在适宜性审核的表格中填写答案。

单胺氧化酶 B 抑制剂审方实操案例

门诊处方

×× 省 ×× 医院处方			
姓名：李某	性别：男	年龄：72 岁	日期：20190905
科室：神经科	处方号：××××××××		医保属性：自费
身份证号：××××××		单位或住址：××××××	
诊断：1. 抑郁症；2. 帕金森病			
Rp：			
药名	规格和数量	单次用量	用法
氟西汀片	20mg × 28 片	20mg	口服，1 次 /d
多巴丝肼片	250mg × 40 片	125mg	口服，3 次 /d
司来吉兰片	5mg × 100 片	5mg	口服，2 次 /d
处方医师：×××	审核药师：×××	调配药师：×××	

审方思维训练卡

一、规范性审核（在相应的方框内打钩）

□ 处方内容缺项。

□ 医师签名、签章不规范。

□ 新生儿、婴幼儿处方未写明日龄、月龄或体重。

□ 西药、中成药与中药饮片未分别开具处方。

□ 未使用药品规范名称开具处方。

□ 用法、用量使用"遵医嘱""自用"等含混不清字句。

□ 开具处方未写临床诊断或临床诊断书写不全。

□ 单张处方超过 5 种药品。

□ 门诊处方超过 7 日用量，急诊处方超过 3 日用量。

二、适宜性审核(在表格内填写存在的问题)

药名	适应证	禁用／慎用	剂型／给药途径	用法用量	重复用药／相互作用
氟西汀片					
多巴丝肼片					
司来吉兰片					

参考答案:

该处方为用药不适宜处方。

√ 联合用药不适宜: 司来吉兰与氟西汀具有协同作用,合用时可使中枢神经系统的 5- 羟色胺活性增加,导致严重的不良反应,如共济失调、震颤、高热、高／低血压、惊厥、心悸、流汗、脸红、眩晕及精神变化(激越、错乱及幻觉)发展至谵妄及昏迷,应避免同时服用。由于氟西汀及其代谢产物的半衰期较长,氟西汀停药最少 5 周后才可开始服用司来吉兰。另,司来吉兰及其代谢产物半衰期短,司来吉兰停药 2 周后即可开始服用氟西汀。

审方依据:

1. 司来吉兰片药品说明书。

2. 氟西汀片药品说明书。

3. 杨宝峰,陈建国 . 药理学 .9 版 . 北京: 人民卫生出版社,2018.

四、儿茶酚 -O- 甲基转移酶抑制剂

1. **作用机制** 通过抑制左旋多巴在外周的代谢,使血浆左旋多巴浓度保持稳定,并能增加其进脑量。托卡朋还能阻止脑内多巴胺降解,使脑内多巴胺浓度增加。

2. **适应证** 参见表 2-4。

3. **常用药物** 包括恩他卡朋、托卡朋。

4. **禁用与慎用(共性的)** 对本品或任何其他组成成分过敏者禁用;肝功能不全者禁用(托卡朋,任何肝脏疾病均不能用)。

5. **不良反应(常见、严重)** 主要为腹泻、尿液变色。

6. **特殊人群用药(共性的)** 孕妇和哺乳期妇女不推荐使用。

表 2-4 儿茶酚 -O- 甲基移转酶抑制剂审方要点列表

药物	剂型	适应证	用法用量	特殊人群	禁忌	相互作用	注意事项
恩他卡朋	片剂	可作为标准药物左旋多巴/苄丝肼或左旋多巴/卡比多巴的辅助用药,用于治疗以上药物不能控制的帕金森病及剂末现象(症状波动)	应与左旋多巴/苄丝肼或左旋多巴/卡比多巴同时服用。本品可和食物同时或不同时服用。 剂量:每次服用左旋多巴/多巴脱羧酶抑制剂时给予本品 200mg,最大推荐剂量是 200mg,10 次/d,即 2g。 本品增强左旋多巴的疗效。常需要在本品治疗的最初几天至几周内调整左旋多巴的剂量。 本品增加标准左旋多巴/苄丝肼制剂的生物利用度比其增加标准左旋多巴/卡比多巴的生物利用度多 5%~10%。因此,服用左旋多巴/苄丝肼制剂的患者要较大开始合用本品时需要大幅度地减少左旋多巴的用量	1. 孕妇及哺乳期妇女 动物研究中,未发现明显致畸。但没有用于孕妇的经验,故不推荐孕妇使用。在动物实验中,本品可经乳汁排泄。它对婴儿的安全性仍未知,因此在本品治疗期间不应哺乳。 2. 儿童 本品还未在 18 岁以下的患者中进行研究,故未推荐此年龄以下的患者使用本药。 3. 老年人 不需要进行剂量调整。 4. 肝功能不全者禁用	1. 已知对本品或其他任何其他组成成分过敏者。 2. 嗜铬细胞瘤的患者,因其有增加高血压危象的危险。 3. 既往有神经阻滞剂恶性综合征(NMS)和/或非创伤性横纹肌溶解症病史的患者	1. 本品与下述几种药物包括 MAO-A 抑制剂、三环类抗抑郁药、去甲肾上腺素再摄取抑制剂及含有儿茶酚结构通过 COMT 代谢的药物相互作用的临床经验尚属有限。联合使用时应谨慎。 2. 本品在胃肠道能与铁形成螯合物,本品和铁制剂的服药间隔要少至 2~3 小时	1. 本品可能会加重左旋多巴所致的直立性低血压。当患者还服用其他可以导致直立性低血压的药物时,使用本品应谨慎。 2. 本品和左旋多巴联用可引起头晕和直立性低血压的症状。因此,在驾驶和操作机器时应谨慎。 3. 肾功能不全不影响本品的药物代谢动力学(简称药动学),因此不需要剂量调整。但是,对正在接受透析的患者,要考虑延长用药间隔

续表

药物	剂型	适应证	用法用量	特殊人群	禁忌	相互作用	注意事项
托卡朋	片剂	用于接受左旋多巴和卡比多巴联合治疗的原发性帕金森病的辅助治疗	口服。推荐剂量为100mg/次,3次/d。作为左旋多巴/卡比多巴治疗的叠加用药。托卡朋片口服应与左旋多巴/卡比多巴制剂白天的第一剂同时服用,此后约间隔6和12小时再服用药,此时可与或不与食物同服,它可与左旋多巴/卡比多巴的常释和缓释剂型合用。在临床试验中,如果患者每日左旋多巴剂量超过600mg或有中度或重度的运动障碍,则大多数患者需减少其每日左旋多巴剂量	1. 孕妇及哺乳期妇女 目前尚无充分的托卡朋用于孕妇的临床研究资料,因此,其用于孕妇的安全性和有效性尚不明确,动物实验显示托卡朋片可分泌入母乳,因此,哺乳期妇女如需服用托卡朋时应停止哺乳。2. 儿童 尚无资料证明托卡朋片可用于儿科患者。3. 老年人 参见用法用量。4. 严重肾功能损害者 禁用。5. 患有肝脏疾病的患者以及目前GPT或GOT超过正常值上限的患者 禁用	1. 对本品中任何其他成分过敏者。2. 具有非创伤性横纹肌溶解病史的患者。3. 在某些疾病状态下曾出现过高热和意识模糊的患者。4. 与可选择性单胺氧化酶抑制剂合用的患者。5. 同时加用单胺氧化酶A抑制剂和单胺氧化酶B抑制剂的患者	当托卡巴、左旋多巴、卡比多巴和地昔帕明合用时,其血压、脉率和地昔帕明的血浆浓度无明显改变。不良反应的发生频率稍有增加。根据这三种药物各自的不良反应,可以预见它们总的不良反应。因此,地昔帕明用于正接受托卡巴和左旋多巴/卡比多巴的帕金森病患者时应谨慎	1. 任何有肝脏疾病的患者均不能服用本品。2. 轻度或中度肾功能损害者无须作剂量调整,重度肾功能损害的患者需慎用。对于肌酐清除率低于25mg/min的患者的托卡朋用药安全性尚未确定。3. 可增加左旋多巴的生物利用度,因而可增加直立性低血压的发生率,需注意。4. 服用本品可能出现反应力下降,不要驾车或操作复杂机器

审方实操案例

审方实操案例使用步骤：

1. 阅读门诊处方或者医嘱。
2. 在审方思维训练卡中规范性审核"□"勾选相应问题。
3. 在适宜性审核的表格中填写答案。

儿茶酚 -O- 甲基转移酶抑制剂审方实操案例

门诊处方

×× 省 ×× 医院处方			
姓名：李某	性别：男	年龄：72 岁	日期：20190905
科室：神经科	处方号：××××××××		医保属性：自费
身份证号：××××××		单位或住址：××××××	
诊断：1. 帕金森病；2. 剂末现象；3. 精神障碍			
Rp：			
药名	规格和数量	单次用量	用法
多巴丝肼片	250mg×40 片	250mg/ 次（近 1 年服药方案）	口服，4 次 /d
恩他卡朋片	200mg×30 片	100mg	口服，4 次 /d
吡贝地尔缓释片	40mg×40 片	50mg	口服，2 次 /d
处方医师：×××	审核药师：×××	调配药师：×××	

审方思维训练卡

一、规范性审核（在相应的方框内打钩）

□ 处方内容缺项。

□ 医师签名、签章不规范。

□ 新生儿、婴幼儿处方未写明日龄、月龄或体重。

□ 西药、中成药与中药饮片未分别开具处方。

□ 未使用药品规范名称开具处方。

□ 用法、用量使用"遵医嘱""自用"等含混不清字句。

□ 开具处方未写临床诊断或临床诊断书写不全。

□ 单张处方超过 5 种药品。

□ 门诊处方超过 7 日用量，急诊处方超过 3 日用量。

二、适宜性审核（在表格内填写存在的问题）

药名	适应证	禁用／慎用	剂型／给药途径	用法用量	重复用药／相互作用
多巴丝肼片					
恩他卡朋片					
吡贝地尔缓释片					

- -

参考答案：

该处方为用药不适宜处方。

√ 用法用量不适宜：患者为老年男性，长期服用多巴丝肼出现剂末现象。恩他卡朋是改善剂末现象的首选药物之一，可以增加多巴丝肼的疗效，延长多巴丝肼的作用时间。服用多巴丝肼的患者在开始合用恩他卡朋时需要减少左旋多巴的剂量，否则会加重与左旋多巴相关的多巴胺能不良反应，一般在合用最初几天至几周内调整左旋多巴剂量，根据患者的临床表现，使左旋多巴的剂量日减少 10%~30%，本例患者情况，建议多巴丝肼 3/4 片／次，4 次 /d。恩他卡朋片在 1~2 周后视病情可逐渐加量。

审方依据：

1. 多巴丝肼片药品说明书。
2. 恩他卡朋片药品说明书。
3. 杨宝峰,陈建国 . 药理学 .9 版 . 北京：人民卫生出版社,2018.

五、促多巴胺释放药物

1. **作用机制**　通过多种方式加强多巴胺的功能，如促进左旋多巴进入脑循环，增加多巴胺合成、释放，减少多巴胺重摄取，较弱的抗胆碱作用等，表现出多巴胺受体激动药的作用。

2. **适应证**　参见表 2-5。

3. **常用药物**　包括金刚烷胺。

4. **禁用与慎用（共性的）**　对本品过敏者禁用。

5. **不良反应（常见、严重）**　主要为神经精神症状、噩梦、失眠、踝部水肿。

6. **特殊人群用药（共性的）**　孕妇和哺乳期妇女不推荐使用。

表 2-5 促多巴胺释放药物审方要点列表

药物	剂型	适应证	用法用量	特殊人群	禁忌	相互作用	注意事项
金刚烷胺	片剂、胶囊剂	用于帕金森病,帕金森综合征(包括一氧化碳中毒后帕金森综合征及老年人合并有脑动脉硬化的帕金森综合征),药物诱发的锥体外系疾病	口服。帕金森病,帕金森综合征,100mg/次,1~2次/d,最大剂量为400mg/d	1. 孕妇及哺乳期妇女 本品可通过胎盘,在动物实验已发现大鼠每日用50mg/kg(为人类常用量的12倍)时,对胚胎有毒性且能致畸胎。孕妇应慎用。本品可由乳汁排泄,哺乳期妇女禁用。 2. 儿童 新生儿和1岁以下婴儿禁用。 3. 老年人 慎用	对本品过敏者	1. 与乙醇合用,使中枢抑制作用加强。 2. 与其他抗帕金森病药,抗胆碱药、抗组胺药,吩噻嗪类或三环类抗抑郁药合用,可使抗胆碱反应加强。 3. 与中枢神经兴奋药合用,可加强中枢神经的兴奋,严重者可引起惊厥或心律失常	1. 下列情况下应在严密监护下使用:有癫痫史、精神错乱,幻觉,充血性心力衰竭,肾功能不全,外周血管性水肿或直立性低血压的患者。 2. 治疗帕金森病时不应突然停药。 3. 用药期间不宜驾驶车辆,操作机械和高空作业。 4. 每日最后一次服药时间应在下午4时前,以避免失眠

审方实操案例

审方实操案例使用步骤：

1. 阅读门诊处方或者医嘱。

2. 在审方思维训练卡中规范性审核"□"勾选相应问题。

3. 在适宜性审核的表格中填写答案。

促多巴胺释放药物审方实操案例

门诊处方

×× 省 ×× 医院处方			
姓名:杨某	性别:男	年龄:55 岁	日期:20190808
科室:神经科	处方号:××××××××		医保属性:自费
身份证号:××××××		单位或住址:××××××	
诊断:帕金森病伴有焦虑抑郁状态			
Rp:			
药名	规格和数量	单次用量	用法
苯海索片	2mg×40 片	2mg	口服,3 次 /d
金刚烷胺片	100mg×60 片	100mg	口服,3 次 /d
处方医师:×××	审核药师:×××	调配药师:×××	

审方思维训练卡

一、规范性审核(在相应的方框内打钩)

□ 处方内容缺项。

□ 医师签名、签章不规范。

□ 新生儿、婴幼儿处方未写明日龄、月龄或体重。

□ 西药、中成药与中药饮片未分别开具处方。

□ 未使用药品规范名称开具处方。

□ 用法、用量使用"遵医嘱""自用"等含混不清字句。

□ 开具处方未写临床诊断或临床诊断书写不全。

□ 单张处方超过 5 种药品。

□ 门诊处方超过 7 日用量,急诊处方超过 3 日用量。

二、适宜性审核(在表格内填写存在的问题)

药名	适应证	禁用/慎用	剂型/给药途径	用法用量	重复用药/相互作用
苯海索片					
金刚烷胺片					

参考答案:

该处方为用药不适宜处方。

√ 联合用药不适宜:苯海索为抗胆碱药,适用于震颤突出且年龄较轻的患者。但苯海索中枢神经系统的副作用也不能忽视,其中有失眠、精神错乱、幻觉等。金刚烷胺与苯海索合用,能增加抗胆碱能的作用,但副作用也会增加,包括头晕、失眠、抑郁和焦虑等。该患者帕金森病伴焦虑抑郁状态,服用这两种药物,无疑会加重焦虑、抑郁情绪,失眠不但得不到改善反而会使睡眠障碍加重,帕金森病的症状也会随着焦虑情绪加重而加重。患者年龄较轻,帕金森病属早期,伴有焦虑、抑郁情绪,应首选多巴胺受体激动剂,如吡贝地尔。

审方依据:

1. 苯海索片药品说明书。

2. 金刚烷胺片药品说明书。

3. 杨宝峰,陈建国.药理学.9版.北京:人民卫生出版社,2018.

六、抗胆碱药物

1. **作用机制**　阻断中枢毒蕈碱型受体(M受体),抑制黑质-纹状体通路中乙酰胆碱的作用,而对外周作用较小,从而有利于恢复脑内多巴胺和乙酰胆碱的平衡。

2. **适应证**　参见表2-6。

3. **常用药物**　包括苯海索。

4. **禁用与慎用(共性的)**　青光眼、尿潴留、前列腺肥大患者禁用。

5. **不良反应(常见、严重)**　主要为神经精神症状、口干、尿潴留、便秘、直立性低血压。

6. **特殊人群用药(共性的)**　孕妇和哺乳期妇女慎用。

表 2-6　抗胆碱药物审方要点列表

药物	剂型	适应证	用法用量	特殊人群	禁忌	相互作用	注意事项
苯海索	片剂	用于帕金森病、帕金森综合征	口服。帕金森病、帕金森综合征，开始 1~2mg/d，以后每 3~5 日增加 2mg，至疗效最好而又不出现不良反应为止，一般不超过 10mg/d，分 3~4 次服用，须长期服用。极量 20mg/d。老年患者应酌情减量	1. 孕妇及哺乳期妇女慎用。 2. 儿童　慎用。 3. 老年人　老年人长期应用容易发青光眼，伴有动脉硬化者，对常用量的抗帕金森病药容易出现精神错乱、定向障碍、焦虑、幻觉及精神病样症状，应慎用	青光眼、尿潴留、前列腺肥大患者	1. 与乙醇或其他中枢神经系统抑制药合用时，可使中枢抑制作用加强。 2. 与金刚烷胺、抗胆碱药，单胺氧化酶抑制剂合用，可加强抗胆碱作用。 3. 与单胺氧化酶抑制剂合用，可导致高血压。 4. 与制酸药或吸附性止泻剂合用时，可减弱本品效应。 5. 与氯丙嗪合用，后者代谢加快，可使其血药浓度降低。 6. 与强心苷类合用可使后者在胃肠道停留时间延长，吸收增加，易于中毒	尚不明确

审方实操案例

审方实操案例使用步骤：
1. 阅读门诊处方或者医嘱。
2. 在审方思维训练卡中规范性审核"□"勾选相应问题。
3. 在适宜性审核的表格中填写答案。

抗胆碱药物审方实操案例

门诊处方

×× 省 ×× 医院处方			
姓名:刘某	性别:男	年龄:69 岁	日期:20191205
科室:神经科	处方号:×××××××××		医保属性:自费
身份证号:××××××		单位或住址:××××××	
诊断:1. 帕金森病;2. 前列腺增生			
Rp:			
药名	规格和数量	单次用量	用法
多巴丝肼片	250mg×40 片	62.5mg/ 次,逐渐加量至 12mg/ 次	口服,3 次 /d
盐酸苯海索片	2mg×40 片	2mg	口服,3 次 /d
处方医师:×××	审核药师:×××	调配药师:×××	

审方思维训练卡

一、规范性审核（在相应的方框内打钩）

□ 处方内容缺项。

□ 医师签名、签章不规范。

□ 新生儿、婴幼儿处方未写明日龄、月龄或体重。

□ 西药、中成药与中药饮片未分别开具处方。

□ 未使用药品规范名称开具处方。

□ 用法、用量使用"遵医嘱""自用"等含混不清字句。

□ 开具处方未写临床诊断或临床诊断书写不全。

□ 单张处方超过 5 种药品。

□ 门诊处方超过 7 日用量,急诊处方超过 3 日用量。

二、适宜性审核（在表格内填写存在的问题）

药名	适应证	禁用/慎用	剂型/给药途径	用法用量	重复用药/相互作用
多巴丝肼片					
苯海索片					

参考答案：

该处方为用药不适宜处方。

√ 遴选药品不适宜：苯海索属于抗胆碱药，虽然对震颤、强直有一定作用，但由于它的周围神经系统副作用，特别是对 M 受体的拮抗作用，会导致逼尿肌收缩障碍，出现排尿困难或尿潴留，前列腺肥大患者不应选用。患者已出现排尿困难，应停用苯海索。

审方依据：

1. 苯海索片药品说明书。

2. 杨宝峰,陈建国.药理学.9 版.北京：人民卫生出版社,2018.

七、其他抗帕金森病药物

1. **作用机制** 辅酶 Q 是生物体内广泛存在的脂溶性醌类化合物，不同来源的辅酶 Q 其侧链异戊烯单位的数目不同，人类和其他哺乳动物是 10 个异戊烯单位，故称辅酶 Q_{10}。辅酶 Q_{10} 在体内呼吸链中质子移位及电子传递中起重要作用，它是细胞呼吸和细胞代谢的激活剂，也是重要的抗氧化剂和非特异性免疫增强剂，具有促进氧化磷酸化反应和保护生物膜结构完整性的功能。

2. **适应证** 参见表 2-7。

3. **常用药物** 包括辅酶 Q_{10}、艾地苯醌。

4. **禁用与慎用（共性的）** 对本药过敏者禁用。

5. **不良反应（常见、严重）** 可有胃部不适、食欲减退、恶心、腹泻、心悸，偶见皮疹。

6. **特殊人群用药（共性的）** 无。

表 2-7 其他抗帕金森病药物审方要点列表

药物	剂型	适应证	用法用量	特殊人群	禁忌	相互作用	注意事项
辅酶 Q_{10}	片剂、注射剂、胶囊剂	1. 用于心血管疾病、肝炎的辅助治疗。2. 用于高血压、继发性醛固酮增多症、颈部外伤后	1. 口服 10mg/次，3 次/d，餐后服用。2. 静脉滴注或肌内注射 5~10mg/d，2~4 周为 1 个疗程	无	对本药过敏者	无	本品注射液见光易分解。静脉滴注须在 2 小时内完成；长时间滴注，应避光。本品注射液可能

续表

药物	剂型	适应证	用法用量	特殊人群	禁忌	相互作用	注意事项
辅酶Q_{10}		遗症、脑血管障碍、失血性休克的辅助治疗。3. 用于恶性肿瘤的综合治疗,可减轻放疗、化疗引起的不良反应					出现雾状结晶,用前应仔细检查,如有结晶,在沸水中避光加热10~15分钟,取出,振摇,放至常温澄清,即可使用
艾地苯醌	片剂	慢性脑血管病及脑外伤等所引起的脑功能损害。能改善主观症状、语言、焦虑、抑郁、记忆减退、智力下降等精神行为障碍	口服。成人30mg/次,3次/d餐后服用	1. 孕妇 本药对孕妇的安全性还未确定,因而孕妇禁用。2. 哺乳期妇女 本药可进入乳汁,哺乳期妇女应慎用。3. 儿童、老年人 无相关资料	无相关资料	无相关资料	长期服用,要注意检查GOT、GPT等

审方实操案例

审方实操案例使用步骤:

1. 阅读门诊处方或者医嘱。
2. 在审方思维训练卡中规范性审核"□"勾选相应问题。
3. 在适宜性审核的表格中填写答案。

其他抗帕金森病药物审方实操案例

门诊处方

×× 省 ×× 医院处方			
姓名:黄某某	性别:女	年龄:67 岁	日期:20200510
科室:神经内科	处方号:××××××××		医保属性:自费
身份证号:××××××		单位或住址:××××××	
诊断:帕金森病			
Rp:			
药名	规格和数量	单次用量	用法
辅酶 Q_{10} 片	10mg×30 片	10mg	口服,1次/d
处方医师:×××	审核药师:×××		调配药师:×××

审方思维训练卡

一、规范性审核（在相应的方框内打钩）

☐ 处方内容缺项。

☐ 医师签名、签章不规范。

☐ 新生儿、婴幼儿处方未写明日龄、月龄或体重。

☐ 西药、中成药与中药饮片未分别开具处方。

☐ 未使用药品规范名称开具处方。

☐ 用法、用量使用"遵医嘱""自用"等含混不清字句。

☐ 开具处方未写临床诊断或临床诊断书写不全。

☐ 单张处方超过 5 种药品。

☐ 门诊处方超过 7 日用量，急诊处方超过 3 日用量。

二、适宜性审核（在表格内填写存在的问题）

药名	适应证	禁用/慎用	剂型/给药途径	用法用量	重复用药/相互作用
辅酶 Q_{10} 片					

参考答案：

该处方为用药不适宜处方。

√ 用法用量不适宜：辅酶 Q_{10} 片适用于帕金森病的辅助治疗时应该口服，一次 10mg，3 次/d，餐后服用。

审方依据：

辅酶 Q_{10} 片药品说明书。

第三章
阿尔茨海默病

第一节　阿尔茨海默病概述

一、流行病学

阿尔茨海默病（Alzheimer's disease，AD）是发生在老年期及老年前期，以进行性认知功能障碍和行为损害为特征的中枢神经系统退行性病变。临床特征为隐匿起病，出现进行性智力减退、认知功能障碍、人格改变及言语障碍等神经精神症状。AD 是老年期最常见的痴呆类型，占老年期痴呆的 50%~70%。世界卫生组织估计全球 65 岁以上老年人群 AD 的患病率为 4%~7%，AD 患病率与年龄密切相关，年龄平均每增加 6.1 岁，患病率升高 1 倍；在 85 岁以上的老年人群中，AD 的患病率可高达 20%~30%。2001 年全球 AD 患者超过 2 000 万，预计 2040 年将超过 8 000 万。AD 是造成老年人失去日常生活能力的最常见疾病，同时也是导致老年人死亡的第五位病因。

二、临床表现

AD 通常隐匿起病，持续进行性发展，主要表现为认知功能减退和非认知性神经精神症状。按照最新分期，AD 包括两个阶段：痴呆前阶段和痴呆阶段。

1. **痴呆前阶段**　此阶段分为轻度认知功能障碍发生前期和轻度认知功能障碍期。AD 的轻度认知功能障碍发生前期没有任何认知障碍的临床表现或者仅有极轻微的记忆力减退主诉，这个概念目前主要用于临床研究。AD 的轻度认知功能障碍期，是引起非痴呆性认知损害的多种原因中的一种，主要表现为记忆力轻度受损，学习和保存新知识的能力下降，其他认知域，如注意力、执行能力、语言能力和视空间能力也可出现轻度受损，但不影响基本日常生活能力，达不到痴呆的程度。

2. **痴呆阶段**　即传统意义上的 AD，此阶段患者认知功能损害导致了日常生活能力下降，根据认知损害的程度大致可以分为轻、中、重三度。

（1）轻度：此期间主要表现是记忆障碍，首先出现近事记忆减退，比如遗失有价值的物品（如钱包、钥匙和手机等），随着病情的进展，可出现远期记忆减退，还会表现出人格方面的障碍，如易怒、自私、多疑。

（2）中度：记忆障碍继续加重，还可出现思维和判断力障碍、性格改变和情感障碍。出现逻辑思维、综合分析能力减退,计算力下降,还会出现一些失语、失用、失认等局灶性脑部症状。

(3)重度:患者上述各项症状继续加重外,还有情感淡漠、言语能力丧失、不能完成日常简单的生活事项。此期间可并发全身系统疾病的症状,如肺部感染、压疮,以及全身性衰竭症状等,最终因并发症死亡。

三、治疗原则

AD 患者认知功能衰退目前治疗困难,综合治疗有可能减轻病情和延缓发展。

1. **生活护理** 包括使用某些特定的器械等。有效的护理能延长患者的生命及改善患者的生活质量,并能防止摔伤、外出不归等意外的发生。

2. **康复治疗** 包括认识功能、运动功能以及精神行为康复。

3. **药物治疗** 尽管目前药物治疗尚无法治愈痴呆,但大量的医学证据表明,药物治疗可以延缓疾病进展与功能衰退,提高生活质量,维护患者的尊严。药物治疗主要包括改善认知功能、控制精神症状及支持治疗。

第二节 阿尔茨海默病治疗药物及审方要点

阿尔茨海默病治疗药物包括胆碱酯酶抑制剂、兴奋性氨基酸受体拮抗剂及其他治疗药物。药物审方要点见图 3-1。

一、胆碱酯酶抑制剂

1. **作用机制** 胆碱酯酶抑制剂增加突触间隙乙酰胆碱含量,是现今治疗轻中度 AD 的一线药物。

2. **适应证** 参见表 3-1。

3. **常用药物** 包括多奈哌齐、卡巴拉汀、加兰他敏和石杉碱甲。

4. **禁用与慎用(共性的)** 有严重心动过缓、低血压、心绞痛、哮喘以及肠梗阻患者不宜使用。

5. **不良反应(常见、严重)** 大多数患者对胆碱酯酶抑制剂具有较好耐受性,部分可出现腹泻、恶心、呕吐、食欲下降和眩晕等不良反应。应用某一胆碱酯酶抑制剂治疗无效或因不良反应不能耐受时,可根据患者病情及出现不良反应程度,调换其他胆碱酯酶抑制剂进行治疗,治疗过程中严密观察患者可能出现的不良反应。

6. **特殊人群用药(共性的)** 老年阿尔茨海默病患者合并疾病(高血压、糖尿病、心脏病、感染、抑郁等)需服用其他药物的情况很常见,应系统性考虑患者服用的药物之间的相互作用。加兰他敏与多奈哌齐通过 CYP3A4、2D6 酶代谢,与药物的相互作用常见,如与伊曲康唑、红霉素等可抑制 CYP3A4 的药物,或与氟西汀、帕罗西汀等可抑制 CYP2D6 的药物合用,加兰他敏与多奈哌齐的剂量要降低。

表3-1 胆碱酯酶抑制剂审方要点列表

药物	剂型	适应证	用法用量	特殊人群	禁忌	相互作用	注意事项
盐酸多奈哌齐	片剂	用于轻度或中度阿尔茨海默型痴呆症状的治疗	1. 成人/老年人 初始治疗用量5mg/d的剂量(1次/d),晚上睡前口服。5mg/d的剂量至少维持1个月,以评价早期的临床反应,以及达到盐酸多奈哌齐稳态血药浓度。服用本品的妇女不能哺乳。用5mg/d治疗1个月,作出临床评估,可将剂量增加到10mg/d(1次/d)。推荐最大剂量为10mg/d。大于10mg/d的剂量未做过临床试验。停止治疗后,疗效逐渐减退,无反跳现象。 2. 肝/肾功能不全 肾功能不全患者与正常人相似。轻至中度肝功能不全患者,根据个体耐受度适当调整剂量。尚无严重肝功能不全患者用药的临床资料	1. 孕妇禁用本品。尚无哺乳期妇女用药的安全性研究资料,故服用本品的妇女不能哺乳。 2. 儿童使用的安全性和有效性未建立,故本品不推荐用于儿童。 3. 老年人用药按推荐剂量应用	1. 对盐酸多奈哌齐、哌啶衍生物或制剂中辅料有过敏反应者。 2. 对半乳糖不耐症、Lapp乳糖酶缺乏症或葡萄糖-半乳糖吸收不良等罕见遗传问题的患者	1. 与琥珀酰胆碱合用,由于协同效应,神经肌肉阻断的作用延长。 2. 与氨甲酰胆碱合用,胆碱能作用叠加,出现胆碱能不良反应(心动过缓、支气管痉挛、多汗、腹泻、呕吐)的风险增加。 3. 与伊曲康唑、红霉素等可抑制CYP3A4的药物,或与氟西汀、奎尼丁等可抑制CYP2D6的药物合用,本品的血药浓度增加。 4. 与利福平、苯妥英钠、卡马西平等药酶诱导剂合用,本品的血药浓度降低	1. 下列患者慎用:①哮喘或阻塞性肺疾病;②心脏传导异常;③胃肠道疾病或有溃疡病史;④有癫痫病史。 2. 多奈哌齐对驾驶汽车和操作机器的能力有轻至中度的影响
卡巴拉汀	胶囊剂	用于治疗轻、中度阿尔茨海默型痴呆的症状	口服。 1. 起始剂量,1.5mg/次,2次/d,与早、晚餐同服。递增剂量:服用4周以后对此剂量耐受良好,可将剂量增至3mg/次,2次/d;当患者继续服用至少4周以后对此剂量耐受良好,可逐渐增加剂量至4.5mg/次,以至6mg/次,2次/d。倘若治疗中出现不良反应(如恶心、呕吐、腹痛或食欲缺乏等)或体重下降,应将每日剂量减至患者能够耐受的剂量,维持剂量为止。 2. 肾功能减退或轻中度肝功能减退患者一般不必调整剂量	1. 孕妇服用本品的安全性迄今尚未明。本品能否从人体乳汁中分泌目前尚不清楚,服用本品的患者应停止哺乳。 2. 儿童不推荐使用。 3. 老年患者应在医生指导下使用。 4. 由于尚未进行相关研究,本品禁止应用于严重肝脏损伤的患者	1. 已知对重酒石酸卡巴拉汀、其他氨基甲酸衍生物或制剂中其他辅料过敏的患者。 2. 使用其他制剂型后出现提示为过敏性接触性皮炎的患者	1. 与由细胞色素P450的同工酶代谢的其他药物间不存在药动学的相互作用。 2. 不建议联合使用甲氧氯普胺和卡巴拉汀。 3. 卡巴拉汀不应与其他拟胆碱药联合应用。 4. 与地高辛、华法林、地西泮或氟西汀同无药动学相互作用。 5. 与抗酸药、止吐药、降血糖药、钙通道阻滞剂、抗心绞痛药、止痛药、地西泮、雌激素、非甾体抗炎药(NSAID)、抗组胺药等联合应用,未产生与临床有关的不良反应危险性	1. 病态窦房结综合征(SSS)或其他心脏传导阻滞(窦房传导阻滞和房室传导阻滞)、尿路梗阻、癫痫、有哮喘病史或其他阻塞性肺疾病的患者慎用本品。 2. 对驾驶汽车和操作机器的能力有影响

续表

药物	剂型	适应证	用法用量	特殊人群	禁忌	相互作用	注意事项
加兰他敏	片剂、注射剂	1. 阿尔茨海默病和血管性痴呆。 2. 重症肌无力，进行性肌营养不良，脊髓灰质炎后遗症及儿童脑性瘫痪，外伤性感觉运动障碍，多发性周围神经病	1. 阿尔茨海默病和/或血管性痴呆。口服。第1周4mg/次，2次/d；第2周8mg/次，2次/d；第3周12mg/次，2次/d，以后维持该剂量。 2. 重症肌无力，肌营养不良，多发性周围神经病等。 (1)口服：成人，10mg/次，3次/d。 (2)皮下注射或肌内注射：成人，2.5~10mg/次，1次/d。脊髓灰质炎一般20~40日连续服药40~50日，间隔30~45日后开始第2疗程。经1~2个疗程后病情仍未改善者，应停止用药。有效者应连用3个疗程，应用剂量应由小逐渐增大，以减轻不良反应。 3. 儿童重症肌无力、肌营养不良、发性周围神经病 (1)口服：一日0.5~1mg/kg，分3次服 (2)皮下注射或肌内注射：0.05~0.1mg/(kg·次)，1次/d	1. 尚无孕妇服用本品的数据，因此孕妇服用时应权衡利弊。 2. 尚不明确本品是否从母乳排出，对哺乳期女尚无研究资料，因此哺乳期妇女不推荐使用本品。 3. 老年人用药尚不明确，可参考其他项内容或遵医嘱。 4. 儿童不推荐使用	1. 对本品中任一成分过敏者。 2. 麻醉的患者。 3. 心绞痛和心动过缓的患者。 4. 严重哮喘或肺功能障碍的患者。 5. 重度肝脏损伤者。 6. 重度肾脏损伤者。 7. 机械性肠梗阻、尿路梗阻或膀胱术后恢复期患者。 8. 运动功能亢进者。 9. 癫痫患者。	1. 与奎尼丁、氟西汀、帕罗西汀等可抑制CYP2D6的药物或可抑制CYP3A4的药物合用，本品的血药浓度增加。合用时，加兰他敏的剂量要减少。 2. 与NSAID合用可使活动性溃疡或隐匿性胃肠道出血的风险增加，使用NSAID的患者慎用本药。 3. 与β肾上腺素受体拮抗剂等可显著降低心率的药物合用，出现心动过缓和房室传导阻滞的风险增加。 4. 本品对华法林和地高辛的药动学没有影响，而且对华法林诱导的凝血酶原时间延长没有影响。 5. 与美金刚、抑制胃酸分泌药合用，不影响本药的药动学	1. 应用时应由小剂量逐渐增大，以避免不良反应。 2. 癫痫、运动功能亢进、机械性肠梗阻、心脏传导障碍、心动过缓、支气管哮喘和肺疾病、便阻性肺疾病等患者慎用。 3. 有溃疡史或有易患因素者，有易患活动性溃疡或隐匿性胃肠道出血风险。 4. 中度肝肾功能损害者慎用，严重肝肾功能损害者或肾功能损害者不推荐使用。 5. 对驾驶汽车和操作机器的能力有影响

续表

药物	剂型	适应证	用法用量	特殊人群	禁忌	相互作用	注意事项
石杉碱甲	片剂、胶囊剂、注射剂	1. 良性记忆障碍。2. 对痴呆和脑器质性病变引起的记忆障碍亦有改善作用	1. 0.1~0.2mg/d，分2次服用，对良性记忆障碍的疗程为1~2个月。2. 阿尔茨海默病、血管性痴呆的疗程更长，或遵医嘱。不得超过0.45mg/d	尚无孕妇或哺乳期妇女使用的安全性的科学证据，宜慎用	癫痫、肾功能不全、机械性肠梗阻、心绞痛等患者	尚不明确	有严重心动过缓、低血压、心绞痛、哮喘以及肠梗阻患者不宜使用

【参考文献】

[1] 贾建平,陈生弟.神经病学.8版.北京:人民卫生出版社,2018.

[2] 中国痴呆与认知障碍写作组,中国医师协会神经内科医师分会认知障碍疾病专业委员会.2018 中国痴呆与认知障碍诊治指南(二):阿尔茨海默病诊治指南.中华医学杂志,2018, 98 (13): 971-977.

[3] 中国痴呆与认知障碍诊治指南写作组,中国医师协会神经内科医师分会认知障碍疾病专业委员会.2018 中国痴呆与认知障碍诊治指南(六):阿尔茨海默病痴呆前阶段.中华医学杂志,2018, 98 (19): 1457-1460.

[4] 中国微循环学会神经变性病专委会,中华医学会神经病学分会神经心理与行为神经病学学组,中华医学会神经病学分会神经康复学组.阿尔茨海默病康复管理中国专家共识 (2019).中华老年医学杂志,2020, 39 (1): 9-19.

[5] 国家药典委员会.中华人民共和国药典:临床用药须知.2015 年版.北京:中国医药科技出版社,2017.

审方实操案例

审方实操案例使用步骤:

1. 阅读门诊处方或者医嘱。

2. 在审方思维训练卡中规范性审核"□"勾选相应问题。

3. 在适宜性审核的表格中填写答案。

胆碱酯酶抑制剂审方实操案例

门诊处方

×× 省 ×× 医院处方			
姓名:刘某	性别:男	年龄:65 岁	日期:20190608
科室:神经内科	处方号:××××××		医保属性:自费
身份证号:××××××		单位或住址:××××××	
诊断:阿尔茨海默病伴严重心动过缓			
Rp:			
药名	规格和数量	单次用量	用法
盐酸多奈哌齐片	5mg×7 片	5mg	口服,1 次 /d
处方医师:×××	审核药师:×××	调配药师:×××	

审方思维训练卡

一、规范性审核(在相应的方框内打钩)

□ 处方内容缺项。

□ 医师签名、签章不规范。

□ 新生儿、婴幼儿处方未写明日龄、月龄或体重。

□ 西药、中成药与中药饮片未分别开具处方。

□ 未使用药品规范名称开具处方。

□ 用法、用量使用"遵医嘱""自用"等含混不清字句。

□ 开具处方未写临床诊断或临床诊断书写不全。

□ 单张处方超过 5 种药品。

□ 门诊处方超过 7 日用量,急诊处方超过 3 日用量。

二、适宜性审核(在表格内填写存在的问题)

药名	适应证	禁用 / 慎用	剂型 / 给药途径	用法用量	重复用药 / 相互作用
盐酸多奈哌齐片					

参考答案:

该处方为用药不适宜处方。

√ 遴选药品不适宜:盐酸多奈哌齐片是胆碱酯酶抑制剂,临床上用于轻度或中度阿尔茨海默型痴呆症状的治疗,其不良反应有恶心、腹泻、肌肉痉挛、乏力、失眠、呕吐、心动过缓等,有严重心动过缓、哮喘、梗阻性肺疾病、病态窦房结综合征或室上性传导阻滞、癫痫病史患者不宜使用。该患者有心动过缓的病史,盐酸多奈哌齐片不宜选用,可选用美金刚,美金刚没有拟胆碱效应。

审方依据:

1. 盐酸多奈哌齐片药品说明书。

2. 杨宝峰,陈建国 . 药理学 .9 版 . 北京: 人民卫生出版社,2018.

二、兴奋性氨基酸受体拮抗剂

1. **作用机制**　能够拮抗 N- 甲基 -D- 天冬氨酸(NMDA)受体,具有调节谷氨酸活性的作用。

2. **适应证**　参见表 3-2。

3. **常用药物**　主要为美金刚。

4. **禁用与慎用(共性的)**　癫痫患者、惊厥病史者、肝肾功能不全者、心血管疾病患者应用美金刚时应慎重。

5. **不良反应(常见、严重)**　不同程度 AD 患者对美金刚治疗均有较好耐受性。少数患者可能出现恶心、眩晕、腹泻和激越的不良反应。

6. **特殊人群用药(共性的)**　美金刚可能随乳汁排泄,服药时应停止哺乳。

表3-2 兴奋性氨基酸受体拮抗剂审方要点列表

药物	剂型	适应证	用法用量	特殊人群	禁忌	相互作用	注意事项
美金刚	片剂	1. 治疗中、重度阿尔茨海默型痴呆。 2. 帕金森病、多发性硬化及痉挛状态	口服 1. 中至重度阿尔茨海默病 首次起始5mg/次,1次/d,之后以5mg的幅度递增,剂量递增最短间隔时间为1周,靶剂量为20mg/d。 2. 帕金森病、多发性硬化症及痉挛状态 第1周5mg/d,第2周10mg/d,第3周15~20mg/d。 3. 获得性振动性眼球震颤 平均剂量40mg/d	1. 可能随乳汁排泄,服药时应停止哺乳。 2. 孕妇不宜使用。 3. 不推荐用于重度肝功能不全患者。 4. 中、重度肾功能不全患者适当减量	对本药或金刚烷胺过敏者	1. 左旋多巴、多巴胺受体激动剂和抗胆碱药与美金刚合用时,它们的作用会增强。 2. 避免与金刚烷胺、氯胺酮或右美沙芬合用。 3. 与西咪替丁、雷尼替丁、普鲁卡因胺、奎尼丁、奎宁以及尼古丁合用时,有导致血浆水平升高的潜在风险	1. 癫痫患者、惊厥病史者、肝肾功能不全者、有心血管疾病者、正使用其他中枢神经系统药的患者慎用。 2. 对驾驶汽车和操作机器的能力有影响。 3. 乙醇可加重本药的不良反应。 4. 晨服药物

审方实操案例

审方实操案例使用步骤:

1. 阅读门诊处方或者医嘱。
2. 在审方思维训练卡中规范性审核"□"勾选相应问题。
3. 在适宜性审核的表格中填写答案。

兴奋性氨基酸受体拮抗剂审方实操案例

门诊处方

×× 省 ×× 医院处方			
姓名:许某	性别:男	年龄:65 岁	日期:20190705
科室:神经内科	处方号:× × × × × ×		医保属性:自费
身份证号:× × × × × ×		单位或住址:× × × × × ×	
诊断:1.阿尔茨海默病;2.上呼吸道感染			
Rp:			
药名	规格和数量	单次用量	用法
美金刚片	10mg × 14 片	10mg	口服,1 次/d
复方氨酚烷胺片	18 片/板	1 片	口服,1 次/d
处方医师:× × ×	审核药师:× × ×	调配药师:× × ×	

审方思维训练卡

一、规范性审核(在相应的方框内打钩)

☐ 处方内容缺项。

☐ 医师签名、签章不规范。

☐ 新生儿、婴幼儿处方未写明日龄、月龄或体重。

☐ 西药、中成药与中药饮片未分别开具处方。

☐ 未使用药品规范名称开具处方。

☐ 用法、用量使用"遵医嘱""自用"等含混不清字句。

☐ 开具处方未写临床诊断或临床诊断书写不全。

☐ 单张处方超过 5 种药品。

☐ 门诊处方超过 7 日用量,急诊处方超过 3 日用量。

二、适宜性审核(在表格内填写存在的问题)

药名	适应证	禁用/慎用	剂型/给药途径	用法用量	重复用药/相互作用
美金刚片					
复方氨酚烷胺片					

参考答案:

该处方为用药不适宜处方。

√ 联合用药不适宜。复方氨酚烷胺片含有金刚烷胺,美金刚与金刚烷胺在化学结构上都是 NMDA 受体拮抗剂,因此应避免合用,以免发生药物中毒性精神病。

审方依据:

1. 美金刚片药品说明书。

2. 复方氨酚烷胺片药品说明书。

三、其他阿尔茨海默病治疗药物

1. **常用药物**　包括吡拉西坦、维生素 E(表 3-3)。

2. **适应证**　作为 AD 患者的协同辅助治疗药物。

3. **作用机制**　脑代谢赋活剂吡拉西坦的作用机制可能是促使脑内 ADP 转化为 ATP,使脑内代谢能量供应状况改善;影响胆碱能神经元兴奋传递,促进乙酰胆碱合成;增加多巴胺的释放。抗氧化剂如维生素 E。

4. **禁用与慎用(共性的)**　患者选用的上述常用药物是否存在用药禁忌。由于维生素 E 缺乏而引起的低凝血酶原血症患者,缺铁性贫血患者慎用维生素 E。

表3-3 其他阿尔茨海默病治疗药物审方要点列表

药物	剂型	适应证	用法用量	特殊人群	禁忌	相互作用	注意事项
吡拉西坦	片剂、胶囊剂、注射剂	1. 急性脑血管病及脑外伤后记忆和轻中度脑功能障碍。2. 儿童发育迟缓。3. 酒精中毒性脑病、肌阵挛性癫痫、镰状细胞贫血并发症的神经病变辅助治疗	1. 口服 1.0~2.0g/次,3次/d。但由于消化道反应明显,国内常用 0.8~1.2g/次,3次/d,4~8周为1个疗程。2. 静脉注射 4~6g/次,2次/d。7~14日为1个疗程。3. 肌内注射 1g/次,2~3次/d。4. 静脉滴注 4-8g/次,(4-8支)1次/d。溶媒:用5%或10%葡萄糖注射液或0.9%氯化钠注射液250ml	1. 本品易通过胎盘屏障,故孕妇禁用。2. 哺乳期妇女用药指征尚不明确。3. 新生儿禁用	1. 对吡拉西坦过敏者。2. 锥体外系疾病、亨廷顿病患者	用华法林抗凝治疗,产生稳定的抗凝作用后,如再加用本品,可使凝血酶原时间延长	1. 肾功能不全可能需调整剂量。2. 在接受抗凝治疗的患者中,同时应用吡拉西坦时应特别注意出凝血时间,防止出血危险。并调整抗凝血药剂量和用法
维生素E	片剂、胶囊剂、注射剂	1. 用于未进食强化奶粉或严重脂肪吸收不良母亲所生的新生儿、早产儿、低出生体重儿。2. 脂肪吸收异常等引起的维生素E缺乏症。3. 用于心、脑血管疾病及习惯性流产,先兆流产,不孕症及更年期障碍的辅助治疗	1. 成人 (1)口服:一般用量10~100mg/次,2次/d。(2)肌内注射:5~10mg/次。2. 儿童 (1)维生素E缺乏:1mg/(kg·d),早产儿15~20mg/d。(2)慢性胆汁淤积,水溶性制剂15~25mg/d		低体重婴儿(静脉给药)	1. 维生素E可促进维生素A的吸收,肝内维生素A的贮存和利用增加,并降低维生素A中毒的发生;但超量时可减少维生素A的体内贮存。2. 双香豆素及其衍生物与大剂量维生素E(大于300U)合用,可增加出血风险。3. 考来烯胺和考来替泊、矿物油及硫糖铝等药物可干扰维生素E的吸收。4. 维生素E与雌激素并用时,诱发血栓性静脉炎的机会增加	1. 以下患者慎用:①由于维生素K缺乏而引起的低凝血酶原血症患者;②缺铁性贫血患者。2. 大量维生素E可致血清胆固醇及血清甘油三酯浓度升高

5. **不良反应(常见、严重)** 长期使用维生素 E 易引起血小板聚集。

6. **特殊人群用药(共性的)** 肾功能不全者需要调整吡拉西坦的剂量。

审方实操案例

审方实操案例使用步骤:

1. 阅读门诊处方或者医嘱。

2. 在审方思维训练卡中规范性审核"□"勾选相应问题。

3. 在适宜性审核的表格中填写答案。

其他阿尔茨海默病治疗药物审方实操案例

门诊处方

×× 省 ×× 医院处方			
姓名:戴某	性别:男	年龄:65 岁	日期:20190905
科室:神经内科	处方号:×××××		医保属性:自费
身份证号:×××××		单位或住址:×××××	
诊断:阿尔茨海默病			
Rp:			
药名	规格和数量	单次用量	用法
美金刚片	10mg×14 片	10mg	口服,1 次 /d
吡拉西坦注射液	100ml:20g	20g	静脉滴注,3 次 /d
处方医师:×××	审核药师:×××	调配药师:×××	

审方思维训练卡

一、规范性审核(在相应的方框内打钩)

□ 处方内容缺项。

□ 医师签名、签章不规范。

□ 新生儿、婴幼儿处方未写明日龄、月龄或体重。

□ 西药、中成药与中药饮片未分别开具处方。

□ 未使用药品规范名称开具处方。

□ 用法、用量使用"遵医嘱""自用"等含混不清字句。

□ 开具处方未写临床诊断或临床诊断书写不全。

□ 单张处方超过 5 种药品。

□ 门诊处方超过 7 日用量,急诊处方超过 3 日用量。

二、适宜性审核(在表格内填写存在的问题)

药名	适应证	禁用／慎用	剂型／给药途径	用法用量	重复用药／相互作用
美金刚片					
吡拉西坦注射液					

参考答案:

该处方为用药不适宜处方。

√ 用法用量不适宜。吡拉西坦注射液,用于治疗颅脑外伤所致颅内压增高症,一次16~20g,一日3次;用于急性脑血管病及脑外伤后记忆和轻中度脑功能障碍,一次4~6g,一日2次。

审方依据:

吡拉西坦注射液药品说明书。

第一节　癫痫概述

一、定义与发病机制

1. 定义　癫痫是一种以具有持久性的致痫倾向为特征的脑部疾病。癫痫不是单一的疾病实体,而是一种有着不同病因基础、临床表现各异且以反复癫痫发作为共同特征的慢性脑部疾病状态。按照传统,临床出现两次(间隔至少 24 小时)非诱发性癫痫发作时就可确诊为癫痫。这是目前普遍采用的、具有临床可操作性的诊断方法。2014 年国际抗癫痫联盟(ILAE)推出新的癫痫临床实用性定义。癫痫是一种脑部疾病,符合以下任一情况即可诊断为癫痫。

(1)至少两次间隔 24 小时的非诱发性(或反射性)发作。

(2)一次非诱发性(或反射性)发作,而且未来 10 年内再次发作风险与两次非诱发性发作后再发风险相当(至少 60%)。

(3)诊断为某种癫痫综合征。下列任一情况可认为(本次)癫痫已解决(不存在,不再发):①已经过了某种年龄依赖性癫痫综合征的患病年龄;②近 10 年持续无癫痫发作,且近 5 年已停用抗癫痫药。

2. 发病机制　癫痫的发病机制仍不清楚,至今尚未能完全了解其全部机制,但发病的一些重要环节已被探知。

(1)痫性放电的起始:神经元异常放电是癫痫发病的电生理基础。正常情况下,神经元自发产生有节律性的电活动,但频率较低。致痫灶神经元的膜电位与正常神经元不同,在每次动作电位之后出现阵发性去极化漂移,同时产生高幅高频的棘波放电。神经元异常放电可能由于各种病因导致离子通道蛋白和神经递质或调质异常,出现离子通道结构和功能改变,引起离子异常跨膜运动所致。

在癫痫发病机制中,对于神经元异常放电的起源需区分两个概念:①癫痫病灶,是癫痫发作的病理基础,指可直接或间接导致痫性放电或癫痫发作的脑组织形态或结构异常,CT或 MR 通常可显示病灶,有的需要在显微镜下才能发现;②致痫灶,是脑电图出现一个或数个最明显的痫性放电部位,痫性放电可因病灶挤压、局部缺血等导致局部皮质神经元减少和胶质增生所致。研究表明直接导致癫痫发作的并非癫痫病灶而是致痫灶。单个病灶(如肿瘤、血管畸形等)产生的致痫灶多位于病灶边缘,广泛癫痫病灶(如叶内侧硬化及外伤性瘢痕等)所致的致痫灶常包含在病灶内,有时可在远离癫痫病灶的同侧或对侧脑区。

(2)痫性放电的传播:异常高频放电反复通过突触联系和强直后的易化作用诱发周边及远处的神经元同步放电,从而引起异常电位的连续传播。异常放电局限于大脑皮质的某一区域时,表现为部分性发作;若异常放电在局部反馈回路中长期传导,表现为部分性发作持续状态;若异常放电通过电场效应和传导通路,向同侧其他区域甚至一侧半球扩散,表现为杰克逊综合征发作;若异常放电不仅波及同侧半球还可同时扩散到对侧大脑半球,表现为继发性全面性发作;若异常放电的起始部分在丘脑和上脑干,并仅扩及脑干网状结构上行激活系统时,表现为失神发作;若异常放电广泛投射至两侧大脑皮质并使网状脊髓束受到抑制时则表现为全身强直-阵挛性发作。

(3)痫性放电的终止:目前机制尚未完全明了,可能机制为脑内各层结构的主动抑制作用,即癫痫发作时,致痫灶产生巨大突触后电位,后者激活负反馈机制,使细胞膜长时间处于过度去极化状态,从而抑制异常放电扩散,同时减少致痫灶的传入性冲动,促使发作放电的终止。

二、临床表现

癫痫临床表现丰富多样,但都具有如下共同特征:①发作性,即症状突然发生,持续一段时间后迅速恢复,间歇期正常;②短暂性,即发作持续时间非常短,通常为数秒钟或数分钟,除癫痫持续状态外,很少超过半小时;③重复性,即第一次发作后,经过不同间隔时间会有第二次或更多次的发作;④刻板性,指每次发作的临床表现几乎一致。不同类型的癫痫发作临床表现不同,图4-1介绍2017年国际抗癫痫联盟癫痫发作新分类的临床表现。

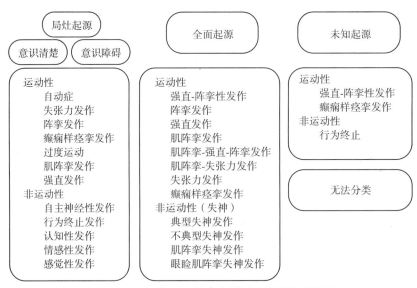

图 4-1 2017 年国际抗癫痫联盟癫痫发作新分类

(1)自动症:在轻度意识障碍或无知觉的情况下出现重复性固定的简单动作,如咀嚼、吞咽、咂嘴、搓手;也可以是原有动作的继续;少见情况下出现一些似有目的的行为,如似在做家务事。也可以表现为语言自动症。

(2)失张力发作:表现为头部、躯干或肢体肌肉张力突然丧失或减低,发作之前没有明显的肌阵挛或强直成分。发作持续 1~2 秒或更长。临床表现轻重不一,轻者可仅有点头动作,重者则可导致站立时突然跌倒。发作时脑电图(EEG)表现为短暂全面性 2~3Hz(多)棘 - 慢波综合发放或突然电压降低。失张力发作多见于癫痫性脑病(如伦诺克斯 - 加斯托综合征和肌阵挛 - 失张力癫痫)。

(3)阵挛发作:表现为双侧肢体节律性(1~3Hz)的抽动,伴有或不伴有意识障碍,多持续数分钟。发作时 EEG 为全面性(多)棘波或(多)棘 - 慢波综合。

(4)癫痫样痉挛发作:癫痫样痉挛可以是全面性起源、局灶性起源或起源不明。癫痫样痉挛表现为突然、主要累及躯干中轴和双侧肢体近端肌肉的强直性收缩,历时 0.2~2 秒,突发突止。临床可分为屈曲型或伸展型痉挛,以前者多见,表现为发作性点头动作,常在觉醒后成串发作。发作间期 EEG 表现为高度失律或类高度失律,发作期 EEG 变现多样化(电压低减、高幅双相慢波或棘慢波等)。癫痫样痉挛多见于婴幼儿,如婴儿痉挛症,也可见于其他年龄。

(5)过度运动:主要累及近端或轴的肌肉,引起不规则的划圈样运动、踏步、髋部前冲、摇动运动。正在运动的频率增加,或不适当的快速操作运动。

(6)肌阵挛发作:表现为不自主、快速短暂、电击样肌肉抽动,每次抽动历时 10~50 毫秒,很少超过 100 毫秒。可累及全身也可限于某局部肌肉或肌群。可非节律性反复出现。发作期典型的 EEG 表现为暴发性出现的全面性棘慢复合波。肌阵挛发作既可见于一些预后较好的特发性癫痫患者(如青少年肌阵挛性癫痫),也可见于一些预后较差的、有弥漫性脑损害的癫痫性脑病患者(如婴儿严重肌阵挛癫痫和伦诺克斯 - 加斯托综合征)。

(7)强直发作:表现为躯体中轴、双侧肢体近端或全身肌肉持续性的收缩,肌肉僵直,没有阵挛成分。通常持续 2~10 秒,偶尔可达数分钟。发作时 EEG 显示双侧性波幅渐增的棘波节律(20±5)Hz 或低波幅约 10Hz 节律性放电活动。强直发作主要见于伦诺克斯 - 加斯托综合征。

(8)自主神经性发作:又称间脑癫痫,病变部位在间脑,但并非累及整个间脑,主要在岛叶、丘脑及其周围。临床表现复杂多样,具有突发性、反复性、自行缓解性等特点,主要表现为发作性自主神经功能紊乱的症状,如血管运动障碍、外分泌腺分泌异常、内脏功能障碍、体温调节障碍、饮食障碍、睡眠障碍等。病灶扩散可伴有一定程度的意识障碍。

(9)行为终止发作:活动暂停、固定、冻结。

(10)认知性发作:语言损害(发作性失语)或其他认知范围异常或阳性症状,如陌生感、似曾相识、幻觉、错觉或感觉扭曲。

(11)情感性发作:包括焦虑、恐惧、欣快及其他情绪变化或出现没有主观情感的假象。

(12)感觉性发作:躯体感觉性发作常表现为一侧肢体麻木感和针刺感,多发生在口角、舌、手指或足趾,病灶多在中央后回躯体感觉区;特殊感觉性发作可表现为视觉性(如闪光或黑矇等)、听觉性、嗅觉性和味觉性;眩晕性发作表现为坠落感、飘动感或水平 / 垂直运动感等。

(13)强直 - 阵挛性发作:特征为突然丧失意识,伴以躯干和四肢的肌肉伸直性强直性收缩(强直期),呼吸肌受累可出现"癫痫哭声"以及呼吸停止和面色发绀,其他相关肌肉受累可出现舌咬伤和尿失禁,此期患者血压增高、心率加快和流涎。肌肉强直性收缩持续短时间后出现短暂的肌肉松弛,随后变为短暂的肌肉强直性收缩和松弛交替发生(阵挛期),肌肉松弛期逐渐延长,最后肌肉强直性收缩停止,发作共持续数分钟。发作后期可有短暂的意识不清和昏睡,此后可主诉头痛和肌肉酸痛,其他恢复如初。

(14)肌阵挛 - 失张力发作:临床少见,特征为肌阵挛和猝倒发作,后者主要是失张力机制所致。发作期脑电图为广泛不规则的 2.5~3Hz(多)棘慢复合波,同步肌电图可见短暂电静息期。病因不明,半数以上患者发作最终可缓解,预后良好。多数患者智力正常或接近正常。

(15)典型失神发作:发作突发突止,表现为动作突然中止或明显变慢,意识障碍,不伴有或伴有轻微的运动症状(如阵挛、肌阵挛、强直、自动症等)。发作通常持续 5~20 秒(<30 秒)。发作时 EEG 呈双侧对称同步、3Hz(2.5~4Hz)的棘慢复合波暴发。约 90% 的典型失神患者可被过度换气诱发。主要见于儿童和青少年,如儿童失神癫痫和青少年失神癫痫,罕见于成人。

(16)不典型失神发作:发作起始和结束均较典型失神缓慢,意识障碍程度较轻,伴随的运动症状(如自动症)也较复杂,肌张力通常减低,发作持续可能超过 20 秒。发作时 EEG 表现为慢的(<2.5Hz)棘慢波复合节律。主要见于严重神经精神障碍的患者,如伦诺克斯 - 加斯托综合征。

(17)肌阵挛失神发作:表现为失神发作的同时,出现肢体节律性 2.5~4.5Hz 阵挛性动作,并伴有强直成分。发作时 EEG 与典型失神类似。

(18)眼睑肌阵挛失神发作:表现为失神发作的同时,眼睑和 / 或前额部肌肉出现 5~6Hz 肌阵挛动作。发作时 EEG 显示全面性 3~6Hz 棘慢复合波。

三、治疗原则

1. 根据发作类型和综合征分类选择药物是治疗癫痫的基本原则,同时还需要考虑共患病、共用药、患者的年龄及患者或监护人的意愿等进行个体化治疗。

2. 由于不同抗癫痫药的制剂在生物利用度和药动学方面有差异,为了避免疗效降低或副作用增加,应推荐患者固定使用同一生产厂家的药品。

3. 单药治疗是国际公认的用药原则,单药治疗有 65% 以上的患者可以控制发作。

4. 如果一种一线药物已达到最大可耐受剂量仍然不能控制发作,可加用另一种一线或二线药物,至发作控制或达到最大可耐受剂量后逐渐减掉原来的药物,转换为单药,换药期间应有 5~7 天的过渡期。

5. 如果第二种药物仍无效,在开始另一个药物前,应根据相对疗效、不良反应和药物耐受性将第一或第二种药物缓慢撤药。

6. 仅在单药治疗没有达到无发作时才推荐联合治疗。

7. 儿童、老年人和孕妇以及慢性疾病长期应用其他药物的患者,在选用抗癫痫药和使用剂量时,应按具体情况确定。

8. 大多数抗癫痫药都有不同程度的不良反应,应用抗癫痫药前应检查肝肾功能和血尿常规,用药后还需每月监测血尿常规,每季度监测肝肾功能,至少持续半年。

9. 一般来说,全年强直 - 阵挛性发作、强直发作、阵挛发作完全控制 4~5 年后,失神发作停止半年后可考虑停药,停药前应缓慢减量,一般不少于 1~1.5 年无发作者方可停药。

【参考文献】

［1］贾建平，陈生弟.神经病学.8版.北京：人民卫生出版社,2018.

［2］国家药典委员会.中华人民共和国药典：临床用药须知.2015年版.北京：中国医药科技出版社，2017.

［3］中国抗癫痫协会.临床诊疗指南：癫痫病分册.2015修订版.北京：人民卫生出版社,2015.

✎ 笔记

第二节　抗癫痫药及审方要点

抗癫痫药审方要点见图 4-2。

1. **作用机制**　随着癫痫发生机制研究的深入,抗癫痫药的作用机制各不相同,有的药物具有不同的作用机制(表 4-1)。

表 4-1　常用抗癫痫药的作用机制

抗癫痫药	阻滞钠通道	阻滞 T 型钙通道	阻滞 L、N、P、Q 型钙通道	增强 γ- 氨基丁酸(GABA)活性	降低谷氨酸活性	抑制碳酸酐酶
苯妥英钠	+++		+	+		
卡马西平	+++			+		
苯巴比妥	++		+	++	++	
丙戊酸	++	+			+	
乙琥胺		+++				
地西泮	+		+	+++		
拉莫三嗪	+++		+			
氨己烯酸				+++		
噻加宾				+++		
加巴喷丁	+			++		
奥卡西平	+++	+		+		
托吡酯	+++			+++	+++	+
乙酰唑胺						++

2. **适应证**　抗癫痫药应根据癫痫发作类型以及癫痫综合征用药,不同的抗癫痫药有不同的抗发作机制,因此某种抗癫痫药只对某一种或某几种发作类型有效(表 4-2、表 4-3)。

表 4-2　根据发作类型的选药原则

发作类型	一线药物	添加药物	可以考虑的药物	可能加重发作的药物
全面强直-阵挛性发作	丙戊酸、拉莫三嗪、卡马西平、奥卡西平、左乙拉西坦、苯巴比妥	左乙拉西坦、托吡酯、丙戊酸、拉莫三嗪、氯巴占	—	
强直或失张力发作	丙戊酸	拉莫三嗪	托吡酯、卢非酰胺	卡马西平、奥卡西平、加巴喷丁、普瑞巴林、替加宾、氨己烯酸
失神发作	丙戊酸、乙琥胺、拉莫三嗪	丙戊酸、乙琥胺、拉莫三嗪	氯硝西泮、氯巴占、左乙拉西坦、托吡酯、唑尼沙胺	卡马西平、奥卡西平、苯妥英钠、加巴喷丁、普瑞巴林、替加宾、氨己烯酸
肌阵挛发作	丙戊酸、左乙拉西坦、托吡酯	左乙拉西坦、丙戊酸、托吡酯	氯硝西泮、氯巴占、唑尼沙胺	卡马西平、奥卡西平、苯妥英钠、加巴喷丁、普瑞巴林、替加宾、氨己烯酸
局灶性发作	卡马西平、拉莫三嗪、奥卡西平、左乙拉西坦、丙戊酸	卡马西平、左乙拉西坦、拉莫三嗪、奥卡西平、加巴喷丁、丙戊酸、托吡酯、唑尼沙胺、氯巴占	苯妥英钠、苯巴比妥	—

表 4-3　根据癫痫综合征的选药原则

癫痫综合征	一线药物	添加药物	可以考虑的药物	可能加重发作的药物
儿童失神癫痫、青少年失神癫痫或其他失神综合征	丙戊酸、乙琥胺、拉莫三嗪	丙戊酸、乙琥胺、拉莫三嗪	氯硝西泮、唑尼沙胺、左乙拉西坦、托吡酯、氯巴占	卡马西平、奥卡西平、苯妥英钠、加巴喷丁、普瑞巴林、替加宾、氨己烯酸
青少年肌阵挛癫痫	丙戊酸、拉莫三嗪	左乙拉西坦、托吡酯	氯硝西泮、唑尼沙胺、氯巴占、苯巴比妥	卡马西平、奥卡西平苯妥英钠、加巴喷丁、普瑞巴林、替加宾、氨己烯酸
仅有全面强直-阵挛性发作的癫痫	丙戊酸、拉莫三嗪、卡马西平、奥卡西平	左乙拉西坦、托吡酯、丙戊酸、拉莫三嗪、氯巴占	苯巴比妥	—
特发性全面性癫痫	丙戊酸、拉莫三嗪	左乙拉西坦、丙戊酸、拉莫三嗪、托吡酯	氯硝西泮、唑尼沙胺、氯巴占、苯巴比妥	卡马西平、奥卡西平苯妥英钠、加巴喷丁、普瑞巴林、替加宾、氨己烯酸
儿童良性癫痫伴中央颞区棘波、Panayiotopoulos综合征或晚发性儿童枕叶癫痫（Gastaut 型）	卡马西平、奥卡西平、左乙拉西坦、丙戊酸、拉莫三嗪	卡马西平、奥卡西平、左乙拉西坦、丙戊酸、拉莫三嗪、托吡酯、加巴喷丁、氯巴占	苯巴比妥、苯妥英钠、唑尼沙胺、普瑞巴林、替加宾、氨己烯酸、艾司利卡西平、拉科酰胺	—

续表

癫痫综合征	一线药物	添加药物	可以考虑的药物	可能加重发作的药物
婴儿痉挛症	类固醇、氨己烯酸	托吡酯、丙戊酸、氯硝西泮、拉莫三嗪	—	—
伦诺克斯-加斯托综合征	丙戊酸	拉莫三嗪	托吡酯、左乙拉西坦、卢非酰胺、非氨酯	卡马西平、奥卡西平、加巴喷丁、普瑞巴林、替加宾、氨己烯酸
婴儿严重肌阵挛癫痫	丙戊酸、托吡酯	氯巴占、司替戊醇、左乙拉西坦、氯硝西泮	—	卡马西平、奥卡西平、加巴喷丁、拉莫三嗪、苯妥英钠、普瑞巴林、替加宾、氨己烯酸
癫痫性脑病伴慢波睡眠期持续棘慢波	丙戊酸、氯硝西泮、类固醇	左乙拉西坦、拉莫三嗪、托吡酯	—	卡马西平、奥卡西平
获得性癫痫性失语	丙戊酸、氯硝西泮、类固醇	左乙拉西坦、拉莫三嗪、托吡酯	—	卡马西平、奥卡西平
肌阵挛-失张力癫痫	丙戊酸、托吡酯、氯硝西泮、氯巴占	拉莫三嗪、左乙拉西坦	—	卡马西平、奥卡西平、苯妥英钠、加巴喷丁、普瑞巴林、替加宾、氨己烯酸

3. 常用药物 见表4-4。

(1)传统抗癫痫药：包括卡马西平、苯巴比妥、苯妥英钠、氯硝西泮、丙戊酸钠、乙琥胺。

(2)新型抗癫痫药：包括奥卡西平、加巴喷丁、普瑞巴林、拉莫三嗪、托吡酯、左乙拉西坦、拉考沙胺、吡仑帕奈、氨己烯酸、替加宾、唑尼沙胺。

4. 禁用与慎用（共性的） 患者选用的上述常用药物是否存在用药禁忌。如肝病或明显肝功能损害者禁止使用丙戊酸钠。

5. 不良反应（常见、严重） 最常见的不良反应包括对中枢神经系统的影响（镇静、嗜睡、头晕、共济障碍、认知、记忆等），对全身多系统的影响（血液系统、消化系统、体重改变、生育问题、骨骼健康等）和特异体质反应。可以分为以下四类。

(1)剂量相关的不良反应：例如，苯巴比妥的镇静作用，卡马西平、苯妥英钠引起的头晕、复视、共济失调等与剂量有关。从小剂量开始缓慢增加剂量，尽可能不要超过说明书推荐的最大治疗剂量可以减轻这类不良反应。

(2)特异体质的不良反应：一般出现在治疗开始的前几周，与剂量无关。部分特异体质不良反应虽然罕见但有可能危及生命。主要有皮肤损害、严重的肝毒性、血液系统损害。

(3)长期的不良反应：与累积剂量有关。如给予患者能够控制发作的最小剂量，若干年无发作后可考虑逐渐撤药或减量，有助于减少抗癫痫药的长期不良反应。

(4)致畸作用：癫痫妇女后代的畸形发生率是正常妇女的2倍左右。造成后代畸形的原因是多方面的，包括遗传、癫痫发作、服用抗癫痫药等。大多数研究者认为抗癫痫药是造成后代畸形的主要原因。

表 4-4 抗癫痫药审方要点列表

药物	剂型	适应证	用法用量	特殊人群	禁忌	相互作用	注意事项
卡马西平	片剂	单纯或复杂部分性发作,继发性全面强直-阵挛性发作或其他部分性或全面性发作,亦有用于全面性发作中的强直-阵挛性发作者;对典型或不典型失神发作、肌阵挛或失张力发作无效	口服。 1. 成人 抗癫痫,开始 0.1~0.2g/d,2~3 次/d;第 2 日后每日增加 0.1g,直到出现疗效为止。要注意意个体化,最大量不超过 1.6g/d。 2. 儿童 抗癫痫,5~10mg/(kg·d),每 3~5 日增加 5~10mg/(kg·d),分 2~3 次使用至维持量 10~30mg/(kg·d),	1. 本品能通过胎盘,孕妇使用药的胎儿致畸作用低于苯妥英钠和扑米酮。 2. 儿童 本品能分泌 0.5%;本品能分泌入乳汁,约为血药浓度 60%,哺乳期妇女不宜应用。 3. 老年患者对本品敏感者多,常可引起认知功能障碍、躁越、不安、焦虑、精神错乱、房室传导阻滞或心动过缓,也可引起再生障碍性贫血。应慎重选择卡马西平的剂量。 4. 严重肝肾功能不全者慎用	1. 对本品或三环类化合物过敏者。 2. 有骨髓抑制史者。 3. 禁止与单胺氧化酶抑制剂合用,或在单胺氧化酶抑制剂停药不足 2 周内使用。 4. 房室传导阻滞者。 5. 血清铁严重异常者。 6. 具有肝卟啉症病史的患者	1. 丙戊酸钠可抑制本品的代谢;苯巴比妥、苯妥英钠、扑米酮可诱导本品的代谢。 2. 禁与伏立康唑合用。 3. 避免与曲马多、托伐普坦,他克莫司,多西环素等 CYP3A4 的底物合用。 4. 与对乙酰氨基酚、香豆素类抗凝血药、洋地黄类、左甲状腺素药,环孢素、雌激素(可能地高平或奎尼丁合用时,由于本品对肝药酶的诱导,可加快上述药物代谢,降低疗效,用量应作调整。 5. 氟哌啶醇、噻吨类、马普替林及其三环类抗郁药可使本品及本品代谢性活性代谢产物的血药浓度升高,引起不良反应	1. 可加重心电图异常或心脏传导障碍,精神病史患者的病情。 2. 下列情况应慎用:①酒精中毒;②心脏损害,包括器质性心脏病和充血性心脏病;③冠状动脉病;④糖尿病;⑤青光眼;⑥对其他药物有血液方面不良反应史的患者(易产生卡马西平诱发骨髓抑制的危险);⑦肝功能损害;⑧有其他尿激素分泌异常,其他内分泌异常及抗利尿激素分泌异常紊乱;⑧有本品治疗中断史;⑨肾功能损害;⑩肝卟啉症。 3. 用药期间注意随访检查全血细胞计数、尿常规、血尿素氮、肝功能试验、卡马西平血药能试验、卡马西平血药浓度

续表

药物	剂型	适应证	用法用量	特殊人群	禁忌	相互作用	注意事项
苯巴比妥	片剂、注射剂	部分性发作及全面性发作(包括失神发作及肌阵挛)、热性惊厥及新生儿癫痫	1. 成人 口服,抗癫痫,一般 30mg/次,3次/d;或 90mg 睡前顿服。极量 0.25g/次,0.5g/d。肌内注射,100~200mg/次,必要时 4~6 小时后重复 1 次。静脉注射,用于癫痫持续状态,必要时 6 小时复 200~250mg/次,一日极量为一次 250mg,500mg。注射应缓慢。 2. 儿童 口服,抗癫痫,2mg/kg/次,一日 2 次。肌内注射,16~100mg	1. 孕妇长期应用,可引起依赖性及致新生儿撤药综合征;引起新生儿(尤其是早产儿)的呼吸抑制;可能对胎儿产生致畸作用。哺乳期妇女应用可引起婴儿的中枢神经系统抑制。 2. 儿童用药可能引起反常的兴奋,应注意。 3. 老年人对本药的常用量可引起兴奋、神经错乱或抑郁,因此用量宜较小	1. 对苯巴比妥过敏者。 2. 肝功能严重损害者。 3. 呼吸系统疾病(呼吸困难或呼吸阻塞、支气管哮喘、呼吸抑制)患者。 4. 卟啉症患者	1. 禁与伏立康唑等主要由 CYP3A4 代谢的药物合用。 2. 与他克莫司、喹硫平、洛匹那韦、伊立替康等主要由 CYP3A4 代谢的药物合用时,苯巴比妥应调整剂量。 3. 对乙酰氨基酚、环孢素、洋地黄苷类、肾上腺素、奎宁与苯巴比妥合用时,疗效降低。 4. 与氟烷、恩氟烷、甲氧氟烷等合用时,肝脏毒性增加。 5. 抗癫痫药 (1)与苯妥英钠等乙内酰脲类药物合用时,须监测血药浓度。 (2)与丙戊酸钠合用时,巴比妥类药物代谢减慢,血药浓度增高,增强中枢神经抑制;丙戊酸钠的代谢加快,血药浓度降低,半衰期缩短,故丙戊酸钠剂量须调整	1. 用苯巴比妥治疗癫痫时,可能需要 10~30 天才能达到最大效果。在按体重计算用药量,儿童需要较大剂量才能达到有效血药浓度。 2. 长期服用本品者不可突然停药。 3. 以下情况慎用:轻微脑功能障碍症、低血压、高血压、贫血、甲状腺功能减退、心肝肾功能损害、高空作业、驾驶车辆操作精细机械和危险工种作业。 4. 静脉注射速度不应超过 60mg/min,过快可引起呼吸抑制

续表

药物	剂型	适应证	用法用量	特殊人群	禁忌	相互作用	注意事项
苯妥英钠	片剂、注射剂	癫痫全面强直-阵挛性发作、单纯及复杂部分性发作、继发性全面性发作和癫痫持续状态	1. 口服 成人 250~300mg/d，开始时100mg/次，2次/d，在1~3周内加至250~300mg/d，分3次服用，或5mg/(kg·d)，但由于个体差异及饱和动力学的特点，用药需个体化。在分次应用发作控制和血药浓度达到稳态后，可考虑改用长效（控释）制剂一次顿服。如果发作频繁，需要很快达到治疗有效血药浓度，可按体重12~15mg/kg，分量分成2~3次服用，每6小时1次，第2日开始给予100mg［或按体重1.5~2mg/(kg·d)］,3次/d,直到调整至最佳剂量为止。儿童，口服，一日3-8mg/kg，分2~3次服用。 2. 静脉注射 (1)癫痫持续状态，可使用150~250mg/次，每分钟不超过50mg，需要时30分钟后可再次静脉注射100~150mg，总量不超过500mg/d。 (2)老年人、重病和肝功能受损患者：静脉注射量要减少，注射速度也减慢到每2~3分钟50mg，以免发生不良反应或中毒反应。 (3)儿童：癫痫持续状态，5~10mg/(kg·次)。	1. 凡用本品能控制发作的患者，孕期应继续服用，并保持有效血药浓度，用药需个体化。如果由于妊娠需要增加用药量，分娩后再重新调整，产前1个月应补充维生素K，产后立即给新生儿注射维生素K减少出血危险。本品可分泌入乳汁，一般主张服用苯妥英钠的哺乳期妇女避免哺乳。 2. 新生儿或婴儿对本品的药动学较特殊，临床对中毒症状评定有困难，一般不首先采用。学龄前儿童肝脏代谢强，需经常监测血药浓度以决定用药次数和用量。 3. 老年人应用本品时，用量应偏低，并经常监测血药浓度	1. 对本英或其他乙内酰脲类药过敏者。 2. 二~三度房室传导阻滞者。 3. 窦房结阻滞、窦性心动过缓等心功能损害者	1. 对乙酰氨基酚、肾上腺素、含雌激素的口服避孕药、促皮质素、环孢素、洋地黄类、雌激素、左旋多巴或奎尼丁等与本安英钠合用时，这些药物的疗效会降低。 2. 避免与伊洛前列那韦、伊立替康、托伐普坦等CYP3A4的底物合用。 3. 与他克莫司、伏立康唑或泊沙康唑合用，毒性风险增加。 4. 与甲氨蝶呤合用，甲氨蝶呤中毒风险增加。 5. 与含镁、铝碳酸钙的抗酸药合用时，两药应相隔2~3小时服用。 6. 多巴丝肼不宜同时静脉滴注。 7. 与苯巴比妥、扑米酮、丙戊酸钠合用，需经常监测血药浓度，并根据临床情况调整本品剂量。 8. 与大剂量抗精神病药或三环类抗抑郁药合用可能会诱发癫痫发作，同时抑制中枢而使更明显，需调整本品剂量	1. 对乙内酰脲类中一种药过敏者，对本品也过敏。 2. 有酶诱导作用。可对某些诊断产生干扰，如地塞米松试验，甲状腺功能试验，使血清碱性磷酸酶、谷丙转氨酶、血糖浓度升高。 3. 用药期间需检查血常规、肝功能、血钙、口腔、脑电图、甲状腺功能并经常随访血药浓度，防止毒性反应。孕妇每月测定1次，产后妇每周测定1次，以确定是否要调整剂量。 4. 下列情况应慎用：①嗜酒，使本品的血药浓度降低；②贫血，增加严重感染的危险性；③心血管疾病（尤其老年人）；④糖尿病，可能升高血糖；⑤肝肾功能损害，改变本药的代谢和排泄；⑥甲状腺功能异常者

续表

药物	剂型	适应证	用法用量	特殊人群	禁忌	相互作用	注意事项
氯硝西泮	片剂、注射剂	1. 控制各型癫痫发作，对失神发作、对婴儿痉挛症、肌阵挛及运动不能性发作疗效较好。 2. 伦诺克斯-加斯托综合征。 3. 静脉给药用于癫痫持续状态	1. 癫痫　口服。成人起始剂量为0.5mg/次，3次/d，直到发作被控制或出现不良反应为止。用量应根据患者具体情况而个体化。成人最大量一日不超过20mg。 2. 癫痫持续状态 (1) 静脉注射：成人为1~4mg/次，必要时20分钟后可重复使用（10分钟即可达峰浓度），最大剂量不超过20mg/d。因有明显的呼吸抑制或心血管抑制作用，故必须监护心肺功能。 (2) 直肠灌注：按体重0.1mg/kg，15分钟即可达峰浓度。 3. 儿童　口服，0.03~0.05mg/(kg·d)，分2~3次（从小量开始，渐增至发作控制）。维持量，0.1~0.2mg/(kg·d)	1. 在妊娠期的前3个月内，本药有增加胎儿致畸的危险；妊娠后期用药应影响新生儿中枢神经活动；分娩前及分娩时用药可导致新生儿肌张力较弱；孕妇应禁用，哺乳期可分泌入乳汁，哺乳期妇女应禁用。 2. 儿童，尤其幼儿，长期应用有可能对躯体和神经发育有影响，应慎用；在新生儿可产生持续性中枢神经系抑制，应禁用。 3. 老年人应慎用。 4. 严重肝病患者禁用	1. 对苯二氮䓬类过敏者。 2. 急性闭角型青光眼患者。 3. 新生儿	1. 与阿片类镇痛药、镇静催眠药、中枢作用的肌松药、单胺氧化酶抑制剂、主要作用于中枢部位的抗高血压药等中枢抑制药或乙醇合用时，呼吸抑制作用增强。 2. 与三环类抗抑郁药合用时，除了增强中枢抑制作用外，还可降低惊厥发作阈值，降低本品的抗癫痫作用。 3. 与左旋多巴合用时，可降低后者的作用。 4. 与卡马西平合用，使两药的代谢均加快，血药浓度降低。 5. 与丙戊酸钠合用，在少数病例可发生失神持续状态	1. 长期使用，应监测全血细胞计数和肝功能。 2. 停药后可出现戒断综合征状。 3. 下列情况应慎用：①有生命体征受抑制的急性酒精中毒者；②有药物滥用或成瘾者；③肝功能损害者；④多动症者；⑤低蛋白血症者；⑥重症肌无力者；⑦慢性阻塞性肺疾病者；⑧严重精神抑郁者；⑨肾功能损害者；⑩机械操作及交通工具驾驶人员

续表

药物	剂型	适应证	用法用量	特殊人群	禁忌	相互作用	注意事项
丙戊酸钠	片剂,缓释片,注射剂	1. 全面性发作的首选药。 2. 部分性发作,伦诺克斯-加斯托综合征	1. 癫痫　口服。成人每日按体重15mg/kg;或600~1 200mg/d,分次服。开始时按体重5~10mg/kg,1周后递增,至发作得以控制为止。当用量超过250mg/d时,应分次服用,以减少胃肠道刺激。最大量按体重不超过30mg/(kg·d),或不超过1.8g/d。儿童,20~30mg/(kg·d),按分2~3次使用;或15mg/(kg·d),需每隔1周增加5~10mg/(kg·d),至有效或不能耐受为止。极量按体重不超过40mg/(kg·d)。 2. 癫痫持续状态　静脉注射400mg/次,2次/d	1. 本药能透过胎盘屏障,妊娠最初3个月服用丙戊酸,胎儿脊柱裂发生率为1%~2%,亦可见与其他抗癫痫药相似的畸形。 2. 丙戊酸可经乳腺分泌入乳汁,浓度为母体血药浓度的1%~10%,哺乳期妇女服用可能对婴儿有危害。 3. 10岁以下儿科患者使用的安全性和有效性尚未建立。 4. 未进行老年患者用药的试验且无可靠参考文献。 5. 肝病或明显肝功能损害者禁用	1. 对丙戊酸或丙戊酸盐过敏者。 2. 尿素循环障碍者,高氨性脑病患者	1. 不宜与碳青霉烯类药物、具有肝脏毒性的药物合用。 2. 与拉莫三嗪合用时,导致出现严重皮肤反应的风险增加。 3. 与华法林或肝素等抗凝血药及其他溶血栓药合用,可引起出血。 4. 与阿司匹林或双嘧达莫合用,使出血时间延长。 5. 与氟哌啶醇、洛沙平、马普替林、单胺氧化酶抑制剂、吩噻嗪类、噻吨类、三环类抗抑郁药、苯巴比妥、扑米酮合用时,中枢抑制作用增强。 6. 与妥英钠、卡马西平合用,须监测血药浓度调整剂量	1. 可引起肝衰竭,应监测肝功能,尤其是用药的前6个月内。 2. 肝病史、先天性代谢障碍、器质性脑病,严重癫痫伴智力迟钝或抗惊厥药同时使用时多种抗惊厥药,出现肝毒性的风险增加。 3. 可引起致命的胰腺炎,故胰腺炎患者一般应停药。 4. 有不可解释的脑病或惊厥发生、有尿素循环障碍家族史、低血尿素氮或血含氨酰胺升高、高蛋白负荷相关的脑病、与妊娠相关的或产后脑病,共济失调、偏瘫、突然发作,易怒、不可解释的智力迟钝或昏睡等均有可能是尿素循环障碍引起,禁忌使用本品。 5. 用药前和用药期间应检查血常规、肝肾功能

续表

药物	剂型	适应证	用法用量	特殊人群	禁忌	相互作用	注意事项
奥卡西平	片剂,混悬液	单纯及复杂部分性发作,继发直-强阵挛性发作的单药治疗,以及难治性及加用治疗	1. 成人 口服,奥卡西平300mg相当于卡马西平200mg。成人开始剂量为每日600mg,以后可每日增加300mg,单药治疗维持剂量为600~1 200mg;加用治疗为900~3 000mg/d,分2次服。2. 儿童 口服,抗癫痫,10mg/(kg·d)起量,必要时可增至40mg/(kg·d)[混悬液可达60mg/(kg·d)],分2次	1. 在孕前和妊娠期间,建议添加叶酸治疗。维生素B$_{12}$缺乏者应该排除或进行治疗。2. 哺乳期妇女用药可能对婴儿有危害,应对使用本品治疗的利弊进行权衡	1. 对奥卡西平或奥卡西平药品中的任一成分过敏者。2. 房室传导阻滞者	1. 禁与司来吉兰合用。司来吉兰停药与奥卡西平启用应有2周以上的间隔。2. 与其他可降低血钠水平的药物合用,出现低低钠血症的风险增加。3. 避免与托伐普坦合用。4. 使来安英钠的半衰期缩短;抑制丙戊酸钠的代谢,可使半衰期延长,故剂量减半。5. 本品通过诱导CYP3A的活性,增加循络体类避孕药的代谢,如必须合用,宜加用避孕措施	1. 对卡马西平过敏的患者中有25%~35%对奥卡西平也过敏。2. 低钠血症在开始治疗的前3个月更易出现,治疗1年以上仍可出现。3. 肾功能频差(肌酐清除率小于30ml/min)者,奥卡西平活性代谢产物清除慢,血药浓度升高。4. 迅速撤药,可引癫痫痫更频繁发作。5. 使用本品,自杀的风险增加
加巴喷丁	片剂,胶囊剂	12岁以上,伴或不伴继发全面性发作的部分性发作患者,常与其他抗癫痫药合用	口服。1. 成人 第1日300mg/d,第2日600mg/d,2次/d;第3日900mg/d,3次/d。以后根据临床情况可继续增加至维持剂量,维持剂量900~1 800mg/d。但剂量增至2 400~3 600mg/d亦能耐受。	1. 目前尚无孕妇用本品的经验,只有在充分评估获益/风险后,才可以使用本品。2. 哺乳期妇女在必须使用本品时,应停止哺乳或停止使用本品。	对本品过敏者	1. 饮酒或与中枢抑制药合用可使中枢抑制作用增强。2. 与含铝、镁的抗酸药合用可减少吸收	1. 用药之前应当注意对本品是否过敏。2. 肾功能减退和老年患者应注意减少药物剂量,减量应按标准肌酐清除率成比例。3. 抗酸药能减少本品的吸收20%以上,因此必须服抗酸剂2小时后服用。

续表

药物	剂型	适应证	用法用量	特殊人群	禁忌	相互作用	注意事项
加巴喷丁			2. 老年人 剂量由肌酐清除率决定：①肌酐清除率>60ml/min者，一日最大剂量<1 200mg（400mg/次，3次/d）；②30~60ml/min者，一日最大剂量<600mg（300mg/次，2次/d）；③15~30ml/min者，一日最大剂量<300mg（300mg/次，1次/d）；④<15ml/min者，一日最大剂量150mg（300mg/次，隔日1次）。 3. 儿童 12岁以下剂量未定，12~18岁剂量同成人	3. 老年患者应注意减少药物剂量，减量标准应与肌酐清除率成比例			4. 本品口服后可出现假性蛋白尿和白细胞减少。 5. 使用本品，自杀的风险增加
普瑞巴林	胶囊剂	成人部分性癫痫发作的添加治疗	1. 口服　本品有效剂量为150~600mg/d，2~3次/d，推荐起始剂量可为150mg/d，根据疗效及耐受性增加至600mg/d。 2. 肾损伤用药 （1）肌酐清除率为30~60ml/min，剂量调整为正常成人剂量的一半，2~3次/d。 （2）肌酐清除率为15~30ml/min，剂量调整为正常成人剂量的1/3，1~2次/d。 （3）肌酐清除率<15ml/min时，剂量调整为正常成人剂量的1/3，1次/d。 3. 肝损伤用药　无须调整药剂量	1. 只有潜在的益处胜过对胎儿潜在的风险时，才能在妊娠期使用普瑞巴林。 2. 应根据药物对哺乳期妇女的重要性，决定是否停止哺乳或停止服药。 3. 小于17岁的患者不推荐使用。 4. 肾损伤的老年患者应调整剂量	对本品所含活性成分或任何辅料过敏者	1. 普瑞巴林几乎不与其他药物发生药动学的相互作用，但有本品和苯丁时性抗抑郁药合用可引起呼吸抑制及昏迷的报道。 2. 本品可能增强乙醇及劳拉西泮的作用。 3. 本品可能增强羟考酮所致的认知障碍和总体运动的功能障碍	1. 肾功能减退患者应调整剂量，推荐剂量适用于肌酐清除率≥60ml/min的患者。 2. 如出现血管性水肿或超敏反应应立即停药。 3. 慎用于充血性心力衰竭的患者

续表

药物	剂型	适应证	用法用量	特殊人群	禁忌	相互作用	注意事项
拉莫三嗪	片剂	单纯及复杂部分性发作及继发全面强直-阵挛性发作患者单药治疗,以及难治性癫痫的加用治疗	1. 成人 (1) 在服用丙戊酸钠的患者,第1、2周25mg/次,隔日1次;第3、4周开始25mg,1次/d;此后每1~2周增加25~50mg,直至达到维持量100~150mg/d,分次服用。 (2) 与酶诱导剂合用者,从50mg/d开始;2周后改为100mg/d,分次服,以及逐步加到到维持量200~400mg/d,分次服。 (3)单药治疗者,第1~2周25mg/次,1次/d,连服两周;随后50mg,1次/d,连服两周。此后,每隔1~2周增加剂量,维持剂量为100~200mg/d,每日一次或分两次给药。 2. 儿童 口服。单药治疗:①2~12岁,第1~2周一日300μg/kg,1~2次/d,第3~4周剂量增加至一日600μg/kg,1~2次/d,第5周后每1~2周增加剂量(每日最大增加600μg/kg),至最佳疗效或最大耐受剂量,一般维持量一日1~10mg/kg,1~2/d,最大剂量可一日15mg/kg;②12~18岁,同成人	1. 孕妇及哺乳期妇女慎用本品。 2. 2~16岁的患者使用本品,严重皮疹的发生率较高。 3. 老年人拉莫三嗪的药动学与年轻人没有明显区别,因此不需要对推荐方案进行剂量调整	对拉莫三嗪或拉莫三嗪药品中的任一成分过敏者	1. 在服用丙戊酸钠患者中加服拉莫三嗪后,引起丙戊酸钠对肝脏代谢的竞争,而拉莫三嗪的代谢浓度降低,减慢,半衰期大幅延长,出现不良反应的风险增加。 2. 与苯妥英钠、卡马西平、苯巴比妥利米酮合用,拉莫三嗪的代谢加快,血药浓度降低	1. 心功能不全者,严重肝功能不全者及肾衰竭者慎用。 2. 老年患者及体弱者剂量宜减半。 3. 不宜突然停药。 4. 与丙戊酸类合用可引起严重的,致命的皮肤反应。 5. 本药可使对其他抗惊厥药过敏的患者出现皮疹的风险增加

续表

药物	剂型	适应证	用法用量	特殊人群	禁忌	相互作用	注意事项
托吡酯	片剂、胶囊剂	1. 单纯部分性、复杂部分性发作和全面强直-阵挛性发作。2. 婴儿痉挛的患者，尤其是对伦诺克斯-加斯托综合征的加用治疗临床疗效较好	口服。抗癫痫：成人从25mg/d开始，每周加药1次，每次增加25mg，直至症状控制为止。维持量100~200mg/d。儿童起始剂量从0.5~1mg/(kg·d)服用1周。随后，每隔1~2周增加一次剂量，一次增量为0.5~1mg/(kg·d)，分2次服用。如果儿童不耐受，应调整加量方案，或降低剂量增量或延长剂量调整时间间隔。剂量应根据临床疗效进行调整	1. 如果孕妇使用本品，或者在服用本品期间受孕，则应被告知对胎儿的潜在危害。2. 哺乳期妇女应慎用。3. 尚未确定癫痫单药治疗法，对于2岁以下患者的安全性和有效性尚无相关资料	对托吡酯及本制剂中的任一成分过敏者	1. 避免与乙酰唑胺等其他碳酸酐酶抑制药合用。2. 与丙戊酸合用，出现高氨血症的风险增加。3. 苯妥英钠和卡马西平可降低本品的血药浓度50%。本品可降低雌激素的血药浓度，可影响含雌激素口服避孕药的避孕效果	1. 肝功能损害者慎用。2. 中度或重度肾功能损害，需要调整剂量。3. 本药会使有酸中毒（如肾病、严重呼吸疾患、癫痫持续状态、腹泻、手术等）易患因素者，引起代谢性酸中毒的风险增加。4. 与丙戊酸合用时，先天性代谢异常者患有出现高氨血症的风险增加。5. 可引起急性近视和继发性青光眼，一日出现，应停药。6. 不宜突然停药。
左乙拉西坦	片剂	部分性发作及继发全面性发作的加用治疗	口服。1. 成人 起始剂量为1g/d，分2次服用，以后每2周增加1g/d。维持量为1~4g/d。2. 儿童 口服，10mg/kg开始，每周增加一日10mg/kg，维持量为一日40~60mg/kg	1. 没有孕妇服用本品的资料，孕妇如非必要，孕妇勿用。2. 哺乳期妇女使用本品可能对婴儿有风险。3. 本品无4岁以下儿童使用经验	对本品过敏者	1. 与其他药物相互作用较少。2. 与卡马西平合用，出现卡马西平毒性的风险增加，宜严密监测，为消除毒性有必要性减小卡马西平的剂量	1. 肾功能损害者、血液透析患者宜调整剂量。2. 使用本品、自杀的风险增加。3. 突然停药有可能增加癫痫发作的次数

续表

药物	剂型	适应证	用法用量	特殊人群	禁忌	相互作用	注意事项
吡仑帕奈	片剂	适用于成人和12岁以上癫痫部分性发作患者(伴或不伴全面性继发性癫痫发作)的加用治疗	口服。在不使用酶诱导抗癫痫药的患者中,开始剂量为睡前2mg/次,1次/d,之后日剂量每次增加2mg,增加频率不超过一周1次,直至推荐剂量8~12mg,1次/d。对在使用酶诱导抗癫痫药的患者为睡前剂量4mg/次,1次/d,之后增加剂量8~12mg,1次/d	1. 孕妇只有当潜在获益大于对胎儿潜在风险时才应使用吡仑帕奈。哺乳期妇女应谨慎对待。 2. 尚未确定在12岁以下患儿中吡仑帕奈的安全性和有效性。 3. 老年患者,剂量增加最高频数是每2周1次。 4. 对轻度和中度肝损伤患者每天最大推荐剂量分别为睡前6mg和4mg,1次/d,剂量增加最高频数是每2周1次;严重肝损伤患者,无建议;严重肾损伤或进行血液透析患者,无建议	对本品过敏者	1. 避孕药　12mg每天1次剂量的吡仑帕奈可能会减低含左炔诺孕酮激素避孕药的有效性。 2. 细胞色素P450诱导剂　卡马西平、奥卡西平和苯妥英妥增加本品的清除率和降低本品的血浆浓度。对此没有充分信息描述可完全纠正的剂量调整。可能需要调整本品的剂量。 3. 强CYP3A诱导剂　除了抗癫痫药,应避免与利福平、贯叶连翘制剂等联合应用	1. 监视用药患者自杀的想法或行为。 2. 监视头晕、步态不稳、睡意和疲乏。当驾驶或操作机械时患者应谨慎。 3. 监视跌跤和损伤。 4. 撤销抗癫痫药患者中,有可能在撤癫痫患者中,增加癫痫发作频数

续表

药物	剂型	适应证	用法用量	特殊人群	禁忌	相互作用	注意事项
地西泮	片剂、注射剂	抗 癫 痫。静脉注射为治疗癫痫持续状态的首选药物，但同时需用其他抗癫痫药巩固与维持；对破伤风轻度阵发性惊厥也有效	肌内或静脉注射（1）成人：癫痫持续状态和严重复发性癫痫，开始静脉注射 10mg，每间隔 10~15 分钟可按需增加基至达最大限用量。破伤风时可能需要较大药量。（2）老年人和体弱患者：肌内注射或静脉注射的用量减半。静脉注射宜缓慢，每分钟注射 2~5mg。（3）儿童：静脉注射，0.25~0.5mg/（kg·次），但不能超过 20mg/次，缓慢注射	1. 孕妇应禁用。哺乳期妇女应避免使用。2. 儿童应重慎给药。3. 老年或体质虚弱的患者使用本品，应调整剂量	1. 对地西泮过敏者。2. 严重肝功能、呼吸功能不全的患者。3. 阻塞型睡眠呼吸暂停低通气综合征的患者。4. 重症肌无力的患者。5. 急性闭角型青光眼的患者	1. 与中枢抑制药合用可增加呼吸抑制作用。2. 与乙醇及全麻药、可乐定、镇痛药、吩噻嗪类、单胺氧化酶 A 抑制剂和三环类抗抑郁药合用时，应调整用量。3. 与抗高血压药和利尿药合用，可使降血压作用增强。4. 与西咪替丁、普萘洛尔合用，本药清除减慢、血浆半衰期延长。5. 与左旋多巴合用时，可降低后者的疗效。6. 与苯妥英钠合用时可改变后者的代谢清除速度和血药浓度	1. 在分娩前 15 小时以内应用本品 30mg 以上，可使新生儿发生致命性的不良反应。2. 静脉注射易发生静脉血栓或静脉炎。3. 不推荐用于精神病患者。4. 慢性肺功能不全患者应调整剂量。5. 静脉注射宜慢。6. 静脉注射用于经口腔内镜检查时，若有咳嗽、呼吸抑制、喉头痉挛等反射活动，应同时应用局部麻醉药

续表

药物	剂型	适应证	用法用量	特殊人群	禁忌	相互作用	注意事项
劳拉西洋	片剂、注射剂	癫痫持续状态	静脉注射。癫痫持续状态,按体重 0.05mg/kg,不超过 4mg/次,如 10~15 分钟后发作仍复发或再注射 0.05mg/kg,如再经 10~15 分钟仍无效,需采用其他措施,12 小时内一般采用不超过 8mg	1. 孕妇及哺乳期妇女 除非对于妇女益获益超过的可预期获益超过对于婴儿的潜在危险,否则哺乳期妇女应用劳拉西泮不应服用劳拉西泮。 2. 儿童 12 岁以下儿童应用劳拉西泮的安全性和有效性还未确立。 3. 老年患者 剂量选择应慎重,较低剂量可能已经足够	1. 对苯二氮䓬类药物或丙二醇、丙二醇、或丙二醇、苯甲醇、聚乙二醇以及乙二醇过敏者。 2. 急性闭角型青光眼患者。 3. 严重呼吸功能不全者(在无复苏设备的情况下)。 4. 阻塞型睡眠呼吸暂停低通气综合征患者。 5. 动脉用药者	1. 服药期间不能饮酒或同时使用其他中枢神经抑制药。 2. 注射剂与阿片类或其他镇痛药联合使用时,出现深度镇静或气道阻塞风险增加。 3. 注射剂与东莨菪碱合用,出现镇静、幻觉和行为怪癖可能增加。 4. 与降低癫痫发作阈值的药物(如抗抑郁药)合用,与突然停用本品,癫痫发作的风险增加。 5. 西咪替丁、口服避孕药、双硫仑、红霉素等抑制苯二氮䓬类药物代谢,但这些药物对本品的影响不大,因为本品通过与葡萄糖醛酸结合代谢	1. 50 岁以上或虚弱患者使用的剂量大于 2mg/d 时,可出现通气不足、低氧性心脏停搏或过度镇静的风险的风险上升。 2. 不可突然停药。 3. 原发性抑郁症患者服用本药,自杀可能或症状加重症状的风险增加。 4. 有成瘾可能。 5. 本药可加重有药物或乙醇滥用(成瘾)史者或精神人格障碍患者、肾功能损害者、严重肝功能损害者或脑病患者、精神病患者、癫痫患者、癫痫持续状态患者的病情

6. 特殊人群用药(共性的)

(1)新生儿和小婴儿肝脏和肾脏功能发育尚未完全成熟,对药物的代谢和排泄能力差,药物在体内半衰期长,容易蓄积中毒;婴幼儿至学龄前期体内药物代谢速率快,半衰期短,因此应在血药浓度监测下根据临床疗效调整剂量。

(2)儿童癫痫患者应注意监测药物不良反应,定期查肝功能、血常规等,尤其应注意丙戊酸在年龄小于 2 岁或有遗传代谢病的儿童发生肝损害的危险性增加。

(3)由于女性癫痫患者特殊的生理特点,治疗措施应该充分考虑到生殖、妊娠及分娩等多方面情况。例如,持续应用丙戊酸对于胎儿可能造成的风险,应当警惕大剂量丙戊酸(超过 800mg/d)以及联合丙戊酸的多药治疗,可能造成比较大的风险。对于尚未生育的患者应尽量避免使用可能影响生育功能的药物,如丙戊酸类药物;建议准备生育的患者在医生的指导下计划妊娠。

(4)老年人由于生理或病理变化对药物效应动力学(简称药效学)和药动学的影响,通常对抗癫痫药较敏感,应尽可能缓慢加量,维持较低的有效治疗剂量,加强必要的血药浓度监测。

审方实操案例

审方实操案例使用步骤:

1. 阅读门诊处方或者医嘱。
2. 在审方思维训练卡中规范性审核"□"勾选相应问题。
3. 在适宜性审核的表格中填写答案。

抗癫痫药审方实操案例

门诊处方一

×× 省 ×× 医院处方			
姓名:刘某	性别:男	年龄:8 岁	日期:20180412
科室:神经内科	处方号:×××××××		医保属性:自费
身份证号:××××××		单位或住址:××××××	
诊断:1.癫痫;2.失神发作和全面强直 - 阵挛性发作			
Rp:			
药名	规格和数量	单次用量	用法
苯妥英钠片	0.1g×100 片	0.1g	口服,2 次 /d
处方医师:×××	审核药师:×××	调配药师:×××	

审方思维训练卡

一、规范性审核（在相应的方框内打钩）

☐ 处方内容缺项。

☐ 医师签名、签章不规范。

☐ 新生儿、婴幼儿处方未写明日龄、月龄或体重。

☐ 西药、中成药与中药饮片未分别开具处方。

☐ 未使用药品规范名称开具处方。

☐ 用法、用量使用"遵医嘱""自用"等含混不清字句。

☐ 开具处方未写临床诊断或临床诊断书写不全。

☐ 单张处方超过 5 种药品。

☐ 门诊处方超过 7 日用量,急诊处方超过 3 日用量。

二、适宜性审核（在表格内填写存在的问题）

药名	适应证	禁用/慎用	剂型/给药途径	用法用量	重复用药/相互作用
苯妥英钠片					

参考答案：

该处方为用药不适宜处方。

√ 适应证不适宜:该患者为失神发作和全面强直 - 阵挛性发作。失神首选药物为乙琥胺,其次为丙戊酸钠,而卡马西平、苯妥英钠会加重失神发作;全面强直 - 阵挛性发作一线用药为丙戊酸钠。

审方依据：

1. 苯妥英钠片药品说明书。

2. 杨宝峰,陈建国.药理学.9 版.北京:人民卫生出版社,2018.

抗癫痫药审方实操案例

门诊处方二

×× 省 × × 医院处方			
姓名:陈某	性别:男	年龄:18 岁	日期:20190102
科室:神经内科	处方号:× × × × × × × ×		医保属性:自费
身份证号:× × × × × ×		单位或住址:× × × × × ×	
诊断:1.癫痫;2.全面强直 - 阵挛性发作			
Rp:			

续表

药名	规格和数量	单次用量	用法
左乙拉西坦片	0.5g×30 片	0.5g	口服,3 次 /d
处方医师:×××	审核药师:×××	调配药师:×××	

审方思维训练卡

一、规范性审核(在相应的方框内打钩)

☐ 处方内容缺项。

☐ 医师签名、签章不规范。

☐ 新生儿、婴幼儿处方未写明日龄、月龄或体重。

☐ 西药、中成药与中药饮片未分别开具处方。

☐ 未使用药品规范名称开具处方。

☐ 用法、用量使用"遵医嘱""自用"等含混不清字句。

☐ 开具处方未写临床诊断或临床诊断书写不全。

☐ 单张处方超过 5 种药品。

☐ 门诊处方超过 7 日用量,急诊处方超过 3 日用量。

二、适宜性审核(在表格内填写存在的问题)

药名	适应证	禁用 / 慎用	剂型 / 给药途径	用法用量	重复用药 / 相互作用
左乙拉西坦片					

参考答案:

该处方为用药不适宜处方。

√ 用法用量不适宜:左乙拉西坦片用于成人起始剂量为 0.5g,2 次 /d,一日剂量可增至 1~3g,该处方用法为 3 次 /d,属用法用量不适宜。

审方依据:

1. 左乙拉西坦片药品说明书。

2. 杨宝峰,陈建国 . 药理学 .9 版 . 北京:人民卫生出版社,2018.

抗癫痫药审方实操案例

门诊处方三

×× 省 ×× 医院处方			
姓名:刘某	性别:男	年龄:19 岁	日期:20190515
科室:神经内科	处方号:×××××××		医保属性:自费

续表

身份证号:××××××		单位或住址:××××××	
诊断:1.病毒性脑炎;2.继发性癫痫发作			
Rp:			
药名	规格和数量	单次用量	用法
苯巴比妥钠注射液	0.1g×1 支	0.1g	静脉注射,每 8 小时 1 次
处方医师:×××	审核药师:×××	调配药师:×××	

审方思维训练卡

一、规范性审核(在相应的方框内打钩)

□ 处方内容缺项。

□ 医师签名、签章不规范。

□ 新生儿、婴幼儿处方未写明日龄、月龄或体重。

□ 西药、中成药与中药饮片未分别开具处方。

□ 未使用药品规范名称开具处方。

□ 用法、用量使用"遵医嘱""自用"等含混不清字句。

□ 开具处方未写临床诊断或临床诊断书写不全。

□ 单张处方超过 5 种药品。

□ 门诊处方超过 7 日用量,急诊处方超过 3 日用量。

二、适宜性审核(在表格内填写存在的问题)

药名	适应证	禁用/慎用	剂型/给药途径	用法用量	重复用药/相互作用
苯巴比妥钠注射液					

参考答案:

该处方为用药不适宜处方。

√ 用法用量不适宜:苯巴比妥钠注射液为水针剂,只能肌内注射,不能静脉注射。

审方依据:

1. 苯巴比妥钠注射液药品说明书。

2. 国家药典委员会.中华人民共和国药典:临床用药须知.2015 年版.北京:中国医药科技出版社,2017.

抗癫痫药审方实操案例

门诊处方四

<table>
<tr><td colspan="4" align="center">×× 省 ×× 医院处方</td></tr>
<tr><td>姓名:梅某</td><td>性别:男</td><td>年龄:52 岁</td><td>日期:20200107</td></tr>
<tr><td>科室:神经内科</td><td>处方号:×××××××</td><td colspan="2">医保属性:自费</td></tr>
<tr><td colspan="2">身份证号:×××××</td><td colspan="2">单位或住址:××××××</td></tr>
<tr><td colspan="4">诊断:1.病毒性脑炎;2.癫痫发作;3.房室传导阻滞</td></tr>
<tr><td colspan="4">Rp:</td></tr>
<tr><td>药名</td><td>规格和数量</td><td>单次用量</td><td>用法</td></tr>
<tr><td>注射用阿昔洛韦</td><td>0.5g×1 支</td><td>0.5g</td><td>静脉滴注,每 8 小时 1 次</td></tr>
<tr><td>0.9% 氯化钠注射液</td><td>250ml×1 袋</td><td>250ml</td><td>静脉滴注,每 8 小时 1 次</td></tr>
<tr><td>卡马西平片</td><td>0.2g×40 片</td><td>0.2g</td><td>口服,每 8 小时 1 次</td></tr>
<tr><td>处方医师:×××</td><td>审核药师:×××</td><td colspan="2">调配药师:×××</td></tr>
</table>

审方思维训练卡

一、规范性审核(在相应的方框内打钩)

☐ 处方内容缺项。

☐ 医师签名、签章不规范。

☐ 新生儿、婴幼儿处方未写明日龄、月龄或体重。

☐ 西药、中成药与中药饮片未分别开具处方。

☐ 未使用药品规范名称开具处方。

☐ 用法、用量使用"遵医嘱""自用"等含混不清字句。

☐ 开具处方未写临床诊断或临床诊断书写不全。

☐ 单张处方超过 5 种药品。

☐ 门诊处方超过 7 日用量,急诊处方超过 3 日用量。

二、适宜性审核(在表格内填写存在的问题)

药名	适应证	禁用/慎用	剂型/给药途径	用法用量	重复用药/相互作用
注射用阿昔洛韦					
0.9% 氯化钠注射液					
卡马西平片					

参考答案：

该处方为用药不适宜处方。

√ 遴选药品不适宜：卡马西平片禁用于房室传导阻滞，该患者有房室传导阻滞，应选其他抗癫痫药。

审方依据：

1. 卡马西平片药品说明书。

2. 杨宝峰,陈建国 . 药理学 .9 版 . 北京：人民卫生出版社,2018.

麻醉药可以使感觉消失,特别是痛觉消失,好的麻醉效果是进行外科手术的必要条件。麻醉药并不用于治疗某种疾病,按发挥药理作用的机制可以分为局部麻醉药和全身麻醉药(吸入麻醉、静脉麻醉),属于神经系统用药,所以本分册中把这类药物归到神经系统疾病篇中。在应用麻醉药时,为了取得满意的麻醉效果,经常采用一些麻醉辅助药,如骨骼肌松弛药。麻醉药的审方要点见图 5-1。

第一节 全身麻醉药及审方要点

一、吸入麻醉药

吸入麻醉药以气体形态通过患者呼吸道进入体内发挥麻醉作用,因其麻醉效果佳、起效快、可控性高,使得在全身麻醉中的应用有着静脉麻醉无法替代的优势。

1. **作用机制** 吸入麻醉药的作用机制主要包含两种学说,即脂质学说和蛋白质学说。脂质学说建立依据在于吸入麻醉药的脂溶性较高,与麻醉强度呈相关性。但是此学说无法解释不同吸入麻醉药的同分异构体之间强度差异以及非脂溶性药物的麻醉作用等现象。脂质学说仍有许多地方有待商榷,而蛋白质学说已成为吸入麻醉药作用机制的重要研究领域。蛋白质学说建立依据在于吸入麻醉药与细胞内信号传导系统和蛋白质表达作用,能够影响神经系统功能。

2. **适应证** 参见表 5-1。

3. **常用药物** 包括七氟烷、地氟烷、氧化亚氮。

4. **禁用与慎用(共性的)** 患者选用的上述常用药物是否存在用药禁忌。如既往使用卤素麻醉剂后发生不明原因发热的患者禁用七氟烷。

5. **不良反应(常见、严重)** 主要为术后恶心呕吐。

6. **特殊人群用药** 吸入麻醉药的用法用量应强调个体化,根据患者的情况适度调整。各种吸入全麻药的麻醉强度有所不同,临床上以最低肺泡有效浓度(minimum alveolar concentration,MAC)的百分比值来代表该药物的效能强度。MAC 是指在一个大气压下,使 50% 的患者或动物对伤害性刺激不再产生体动反应(逃避反射)时呼气末肺泡气内吸入麻醉药的浓度。临床上许多因素可以影响 MAC。降低 MAC 的因素包括:老年人,低体温,急性酒精中毒,合并使用阿片类药物、镇静剂、静脉麻醉药、受体激动剂以及局麻药,妊娠及中枢神经系统(CNS)低渗(脑内钠离子浓度降低)等。增加 MAC 的因素包括:儿童或青少年,体温升高、CNS 高渗(脑内钠离子浓度增加)、慢性嗜酒、合用 CNS 兴奋药等。

表 5-1 吸入麻醉药审方要点列表

药物	剂型	适应证	用法用量	特殊人群	禁忌	相互作用	注意事项
七氟烷	注射剂	全身麻醉的诱导和维持。对呼吸道无刺激,适合于全身麻醉诱导。诱导苏醒迅速,适用于门诊手术的麻醉	1. 吸入 全麻诱导如采用对吸道定浓度为 8%,肺活量可设定浓度芬太尼 1~1.5μg/kg,诱导时间意识消失后注射瑞浓度 3.5~5.5 分钟,麻醉维持浓度为 1.5%~2.5%。 2. 儿童 单纯使用七氟烷诱导,吸入浓度 7%~8%,氧流量 6L/min,维持浓度 2%~3%,氧流量 2L/min	1. 只有在判断治疗上的获益大于危险时,孕妇和哺乳期妇女才能给药。 2. 老年患者多数生理功能低下,应慎重给药	1. 既往使用因素麻醉剂后发生不明原因发热的患者。 2. 对本品的成分有过敏病史者	本品可增强肌松药的作用,合用时宜减少后者的用量	1. 定期更换二氧化碳吸收剂,保持湿润。 2. 肌营养不良,肝胆疾患及肾功能低下者慎用。 3. 避免新鲜气体流量 <1L/min
地氟烷	注射剂	1. 因对气道有刺激性,临床上很少单独加氧用于麻醉诱导,一般静脉麻醉诱导后,单独吸入地氟烷或加用 60%氧化亚氮进行麻醉维持。 2. 因对心、肝、肾功能影响小,适宜于心脏手术及严重肝肾功能障碍患者。 3. 适用于门诊及一些特殊类型、要求术后快速苏醒的手术。 4. 对婴儿和儿童只可作维持麻醉,不可用于麻醉诱导	须用专用蒸发罐,单用 12%~15% 地氟烷可引起下颌松弛,完成气管插管,维持 6%~9%,平衡麻醉时,地氟烷吸入浓度可维持 3% 左右。因为地氟烷可以升高颅内占位性病变患者的颅内压,对此类患者使用时建议维持呼气末浓度 <0.8MAC	1. 仅在证实潜在获益超过对胎儿的潜在危险时,地氟烷才可以在孕妇中应用。 2. 儿童患者的全身麻醉中,不推荐通过面罩应用地氟烷进行面罩应用全身麻醉诱导。 3. 相对于 20 岁的患者而言,70 岁患者的平均地氟烷 MAC 为 20 岁患者的 2/3	1. 对已知恶性高热易感者。 2. 婴幼儿或对面罩诱导麻醉	1. 地氟烷与常用的麻醉前药物或麻醉中的药物(静脉和局部麻醉药)之间没有临床上明显的不良相互作用。 2. 苯二氮䓬类和阿片类镇痛药可减小本品的 MAC	本品浓度大于 1MAC 时可可能增加快心率,不能以心率作为麻醉深度的判断标准。冠状动脉疾病患者的血应维持正常的血流动力学,以避免心肌缺血。冠状动脉疾病患者,心高者不应单用本品诱导快速血压升,应与其他药物如阿片类和催眠药静脉注射合用

续表

药物	剂型	适应证	用法用量	特殊人群	禁忌	相互作用	注意事项
氧化亚氮	气体	镇静、镇痛作用　主要用于辅助挥发性麻醉药或静脉麻醉药进行复合全身麻醉。 2. 单独使用（必须同时供氧），只适用于拔牙等小手术或内镜操作。 3. 分娩镇痛	1. 吸入　操作镇静镇痛可使用的浓度为 25%~50%。复合全麻中维持浓度为 50%~70%。 2. 儿科用法与用量　麻醉诱导，吸入浓度可达 70%，当吸入浓度与肺泡浓度达平衡后，再降低流量，维持在 50%~70%。应严防供氧不足	孕妇早期、中期易发生维生素 B_{12} 缺乏，建议谨慎使用	1. 对本品过敏者。 2. 体内存在着闭合气腔如肠梗阻、气胸、气脑等患者。 3. 玻璃体视网膜手术	1. 常温下化学性质稳定，与钠石灰、金属和橡胶等均不发生反应，易溶于乙醇、油和醚中。氧化亚氮与氧气或可燃性麻醉药混合可助燃性。 2. 可增加受体拮抗剂和其他抗高血压药的降血压作用。 3. 与强效阿片类药合用可降低心率和心输出量	本品必须与氧气同时使用，必须备有准确可靠的氧化亚氮和氧气的流量表，否则不宜使用，并随时注意潜在缺氧的危险。停吸本品时必须给氧 5 分钟左右，以防"弥散性缺氧"

【参考文献】

[1] 中华医学会麻醉学分会.小儿吸入麻醉诱导专家指导意见(2017版).[2021-02-16]. http://guide.medlive. cn/guideline/15973.

[2] 国家药典委员会.中华人民共和国药典:临床用药须知.2015年版.北京:中国医药科技出版社,2017.

审方实操案例

审方实操案例使用步骤:

1. 阅读门诊处方或者医嘱。

2. 在审方思维训练卡中规范性审核"□"勾选相应问题。

3. 在适宜性审核的表格中填写答案。

吸入麻醉药审方实操案例

住院医嘱

××省××医院处方			
姓名:刘某	性别:男	年龄:60岁	日期:20180406
科室:麻醉科	处方号:××××××××		医保属性:自费
身份证号:××××××		单位或住址:××××××	
诊断:1.脑膜瘤手术麻醉;2.癫痫			
Rp:			
药名	规格和数量	单次用量	用法
地氟烷	250ml	2.5%	吸入
处方医师:×××	审核药师:×××	调配药师:×××	

审方思维训练卡

一、规范性审核(在相应的方框内打钩)

□ 处方内容缺项。

□ 医师签名、签章不规范。

□ 新生儿、婴幼儿处方未写明日龄、月龄或体重。

□ 西药、中成药与中药饮片未分别开具处方。

□ 未使用药品规范名称开具处方。

□ 用法、用量使用"遵医嘱""自用"等含混不清字句。

□ 开具处方未写临床诊断或临床诊断书写不全。

□ 单张处方超过5种药品。

□ 门诊处方超过 7 日用量,急诊处方超过 3 日用量。

二、适宜性审核(在表格内填写存在的问题)

药名	适应证	禁用 / 慎用	剂型 / 给药途径	用法用量	重复用药 / 相互作用
地氟烷					

参考答案:

该处方为用药不适宜处方。

√ 适应证不适宜:该患者应选择对脑代谢、脑血流影响较小,临床剂量对呼吸抑制轻,停药后苏醒迅速的药物。综上所述及结合病例,选择七氟烷较好,不宜选择地氟烷。

审方依据:

地氟烷药品说明书。

二、静脉麻醉药

静脉麻醉药是直接将麻醉药输入血液循环内产生全身麻醉作用,血液内麻醉药浓度的高低与麻醉的深浅相关;可单次静脉注射产生全麻,也可经静脉滴注或泵注维持全麻。理想的静脉麻醉药:兼具镇静、催眠、镇痛、遗忘和肌松作用,可控性好,起效迅速,反复注射无蓄积,可迅速苏醒,无循环和呼吸抑制等不良反应等。目前尚无如此理想的药物,联合应用多种药物满足平衡麻醉的多元需求(镇静、镇痛、肌松等),可以为手术提供更好的条件。

1. **作用机制**　部分静脉麻醉药(如丙泊酚、巴比妥类)也可增强甘氨酸受体功能,促进 Cl^- 通道开放而产生全身麻醉作用;部分全麻药(如氧化亚氮等)可通过抑制 NMDA 受体而产生全身麻醉作用。

2. **适应证**　参见表 5-2。

3. **常用药物**　包括咪达唑仑、丙泊酚、右美托咪定、依托咪酯。

4. **禁用与慎用(共性的)**　咪达唑仑、丙泊酚、右美托咪定、依托咪酯等均能降低脑血流量、脑代谢率以及颅内压(表 5-3)。

5. **不良反应(常见、严重)**　静脉麻醉药对心血管功能的影响尤其受到临床医生关注。丙泊酚对血容量不足、心功能低下患者可能引起血压显著下降,心率相应减慢;依托咪酯对血流动力学影响轻微,安全性高,特别适合于高龄、危重、休克、心衰患者的麻醉诱导;氯胺酮兴奋中枢交感系统,使血压、心率和血浆儿茶酚胺水平升高,适用于血容量不足、失血性休克患者的麻醉,成为自然灾害或战伤情况下的首选;右美托咪定对心血管功能影响主要表现在血压降低,心率减慢(表 5-4)。

表5-2 静脉麻醉药审方要点列表

药物	剂型	适应证	用法用量	特殊人群	禁忌	相互作用	注意事项
咪达唑仑	注射剂、片剂	1. 麻醉前用药。 2. 椎管内麻醉及局部麻醉时的辅助用药。 3. 诊疗性操作（如心血管造影、心律转复等）时患者镇静。 4. 重症监护病房患者镇静。 5. 全麻诱导及维持。	1. 用于麻醉前用药剂量，术前2小时口服7.5~15mg或0.05~0.075mg/kg肌内注射，老年患者酌减。 2. 用于全麻诱导剂量，0.1~0.25mg/kg静脉注射。 3. 局部麻醉或椎管内麻醉辅助用药，分次静脉注射。 4. 重症监护病房患者镇静，先静脉注射0.03~0.04mg/kg。 5. 重症监护病房患者镇静之以每小时0.05mg/kg静脉滴注维持2~3mg,继之以每小时0.05mg/kg静脉滴注维持。	1. 除非医师认为有绝对应用的必要，否则不应用于妊娠期的最初3个月。不推荐用于哺乳期妇女。 2. 尚无关于18岁以下儿童应用咪达唑仑的相关使用数据。新生儿不应使用咪达唑仑。 3. 老年患者应减量使用。	1. 重症肌无力患者。 2. 严重抑郁状态者。 3. 对苯二氮䓬类药物过敏者。	1. 该药本身无镇痛作用，但可增强其他麻醉药的镇痛作用。 2. 可增强中枢抑制的作用，与乙醇合用也可增强咪达唑仑的药效，故用本品后12小时内不得饮用含乙醇的饮品。	1. 用作全麻诱导术后常有较长时间再睡眠现象，应注意保持患者气道通畅。 2. 老年人高危手术、斜视、白内障切除的术中，应用咪达唑仑，可能会有意识朦胧或改变定向力的感觉。
丙泊酚	注射剂	1. 静脉全麻诱导和维持用药。 2. 诊断操作和手术过程的镇静。 3. 用于ICU进行机械通气气管插管患者的镇静。	1. 全麻诱导剂量为1.5~2.5mg/kg,30~45秒内注射完，维持量为每小时4~12mg/kg,静脉滴注或根据需要间断静脉注射25~50mg。 2. 使用靶控输注系统给药时，对于55岁以下成人患者，一般诱导靶浓度变为4~8μg/ml,维持靶浓度为3~6μg/ml,预计苏醒浓度一般为1.0~2.0μg/ml,但可受麻醉性镇痛药剂量的影响。对于55岁以上及ASA Ⅲ~Ⅳ级以上患者应降低初始靶浓度并缓注给药。16岁以下儿童不适用靶控输注给药。 催眠用量为每小时0.5~2mg/kg,连续滴注老年人及体弱患者（ASA Ⅲ~Ⅳ）用量酌量减慢。儿童：①诱导麻醉，2~2.5mg/kg；②维持麻醉，0.1~0.2mg/(kg·min)。	1. 孕妇不应使用本品，但任娠终止时可以使用丙泊酚注射液。产妇、哺乳期妇女不宜使用丙泊酚注射液。 2. 丙泊酚不用于1个月以下小儿的全身麻醉及16岁以下儿童的镇静。 3. 年龄超过55岁的患者，应减小剂量。	对本品及赋形剂过敏者，对花生和大豆过敏的患者。	1. 与中枢神经系统抑制剂包括术前药合用时,丙泊酚的镇静、麻醉及心脏呼吸抑制作用加强。 2. 丙泊酚与吸入麻醉药、咪达唑仑、右美托咪定及阿片类药物合用时应减少用量。 3. 丙泊酚对神经肌肉阻滞药的作用没有影响。	1. 本品使用前需摇晃，使药物均匀，安瓿打开后不宜贮存再使用。此药只能用5%葡萄糖注射液稀释，比例不能超过1:5，稀释后6小时应用完。 2. 脂肪代谢紊乱，心脏、呼吸系统、肝肾疾病患者、癫痫及癫痫发作者慎用。 3. 低血压与休克者慎用。

续表

药物	剂型	适应证	用法用量	特殊人群	禁忌	相互作用	注意事项
右美托咪定	注射剂	1. ICU 和全身麻醉手术患者气管插管和机械通气时的镇静。 2. 非气管插管患者手术和其他操作过程中的镇静	使用前用 0.9% 氯化钠注射液将药物浓度稀释至 4μg/ml，然后经静脉滴注的方式给药。通常负荷剂量 1μg/kg，10~15 分钟注射完毕。老年人、体弱患者或创伤性较小的操作可减半甚至不予负荷剂量。麻醉维持剂量为每小时 0.2~1μg/kg，ICU 镇静维持剂量为每小时 0.2~0.7μg/kg	1. 在待产和生产期间包括剖宫产术时不推荐本品。 2. 哺乳期妇女应当慎用本品。 3. 不推荐用于 18 岁以下的儿童患者。 4. 65 岁以上患者使用本品时应当减少负荷剂量，建议注 10 0.5μg/kg，注 10 分钟以上	1. 重度心脏传导阻滞和重度心室功能不全患者。 2. 对本品及其成分过敏者	1. 右美托咪定可以增强其他中枢神经系统抑制药的作用，包括吸入麻醉药、镇静药、催眠药和阿片类药物。复合使用时可能需要减少各自的剂量。 2. 右美托咪定扩张血管或增强心苷等药物的作用。 3. 右美托咪定与神经肌肉拮抗剂没有明显相关作用。	1. 右美托咪定不能单独用于全身麻醉诱导和维持。 2. 迷走神经张力高、高血压、高糖尿病、肝功能或肾功能损害者慎用。 3. 出现低血压或心动过缓应减量或停止注射右美托咪定，加快滴注速度，抬高下肢、静脉注射阿托品或麻黄碱。 4. 右美托咪定治疗过程中镇用其他血管扩张药和负性频率作用的药物
依托咪酯	注射剂	静脉全麻诱导药或麻醉辅助药。适用于对其他静脉麻醉药过敏或心功能受损的患者	1. 静脉内注射剂量必须个体化。用作静脉全麻诱导，成人按体重静脉注射 0.3mg/kg (0.2~0.6mg)，于 30~60 秒内注射完。术前给以镇静药，或在全麻诱导前 1~2 分钟静脉注射芬太尼 0.1mg，依托咪酯需要量可减。 2. 10 岁以上儿童用量可参照成人	1. 孕妇及哺乳期妇女不推荐使用。 2. 10 岁以下儿童不推荐使用。 3. 未进行老年患者用药的试验且无可靠参考文献	1. 依托咪酯有潜在性叶啉生成作用，故不能用于叶啉症患者。 2. 不明原因癫痫、子痫患者。 3. 重症监护病房的需要镇静的患者。 4. 10 岁以下儿童	1. 如将本品作为氟烷诱导的导麻醉药，宜将氟烷的用量减少。 2. 本品合用芬太尼可增加恶心、呕吐的发生率	1. 依托咪酯可阻断肾上腺皮质产生的松和其他皮质激素，引起暂时性的肾上腺皮质功能不全，不宜长时间使用，仅用于麻醉诱导。 2. 免疫抑制、器官移植、脓毒血症患者慎用

表 5-3 常用静脉麻醉药对中枢神经系统的作用

药品名称	脑血流量	脑代谢率	颅内压
咪达唑仑	–	–	–
依托咪酯	––	––	––
丙泊酚	––	––	––
右美托咪定	–	–	0

注:+,增加;0,不变;–,下降。

表 5-4 常用静脉麻醉药对心血管系统的作用

药品名称	平均动脉压	心率	心输出量	外周血管阻力	静脉扩张
咪达唑仑	0/–	–/+	0/–	0/–	+
依托咪酯	0	0	0	0	0
丙泊酚	–	+	0	–	+
右美托咪定	+/–	––	0	+/–	0

注:+,增加;0,不变;–,下降。

6. 特殊人群用药(共性的) 参见表 5-2。

【参考文献】

[1] 国家药典委员会.中华人民共和国药典:临床用药须知.2015年版.北京:中国医药科技出版社,2017.
[2] 中华医学会麻醉学分会全凭静脉麻醉专家共识工作小组.全凭静脉麻醉专家共识.中华麻醉学杂志,2016,36(6):641-649.

审方实操案例

审方实操案例使用步骤:

1. 阅读门诊处方或者医嘱。

2. 在审方思维训练卡中规范性审核"□"勾选相应问题。

3. 在适宜性审核的表格中填写答案。

静脉麻醉药审方实操案例

门诊处方

<table>
<tr><td colspan="6" align="center">×× 省 ×× 医院处方</td></tr>
<tr><td>姓名：马某</td><td colspan="2">性别：男</td><td>年龄：50 岁</td><td colspan="2">日期：20190506</td></tr>
<tr><td>科室：麻醉科</td><td colspan="2">处方号：××××××××</td><td colspan="3">医保属性：自费</td></tr>
<tr><td colspan="3">身份证号：××××××</td><td colspan="3">单位或住址：××××××</td></tr>
<tr><td colspan="6">诊断：脑出血手术麻醉</td></tr>
<tr><td colspan="6">Rp：</td></tr>
<tr><td>药名</td><td colspan="2">规格和数量</td><td colspan="2">单次用量</td><td>用法</td></tr>
<tr><td>丙泊酚注射液</td><td colspan="2">50ml：500mg</td><td colspan="2">500mg</td><td>50ml 生理盐水稀释后静脉滴注</td></tr>
<tr><td>处方医师：×××</td><td colspan="2">审核药师：×××</td><td colspan="3">调配药师：×××</td></tr>
</table>

审方思维训练卡

一、规范性审核（在相应的方框内打钩）

☐ 处方内容缺项。

☐ 医师签名、签章不规范。

☐ 新生儿、婴幼儿处方未写明日龄、月龄或体重。

☐ 西药、中成药与中药饮片未分别开具处方。

☐ 未使用药品规范名称开具处方。

☐ 用法、用量使用"遵医嘱""自用"等含混不清字句。

☐ 开具处方未写临床诊断或临床诊断书写不全。

☐ 单张处方超过 5 种药品。

☐ 门诊处方超过 7 日用量，急诊处方超过 3 日用量。

二、适宜性审核（在表格内填写存在的问题）

药名	适应证	禁用/慎用	剂型/给药途径	用法用量	重复用药/相互作用
丙泊酚注射液					

参考答案：

该处方为用药不适宜处方。

√ 溶媒选择不适宜：丙泊酚只能用 5% 葡萄糖稀释。

审方依据：

丙泊酚注射液药品说明书。

第二节 局部麻醉药及审方要点

局部麻醉药(简称局麻药)是一种能暂时、完全和可逆地阻滞神经传导功能的药物。然而局部麻醉药的作用并不只限于局部,局麻药被吸收进入血液循环或直接注入血液循环时,可影响中枢神经系统、心血管系统及其他器官的功能,其影响的程度和性质取决于单位时间内进入血液循环的局麻药的剂量。

1. **作用机制** 局部麻醉是使用局麻药在身体的一定区域,通过可逆性地阻滞神经传导,产生感觉丧失和阻止肌肉活动。

2. **适应证** 见表 5-5、表 5-6。

表 5-5 注射用局麻药临床使用情况

	局麻药	给药途径						
		硬脊膜外阻滞	蛛网膜下腔阻滞	浸润局麻	区域阻滞	静脉注射区域阻滞[②]	外周神经丛阻滞	眼球后阻滞
酯类	普鲁卡因	①	√	√	√		√	
	丁卡因	√	√		√		√	
酰胺类	利多卡因	√	√	√	√	√	√	√
	布比卡因	√	√	√	√		√	√
	罗哌卡因	√	√	√	√		√	

注:①,超高浓度的药液才生效;②,静脉注射区域阻滞指在双重止血带的下方静脉注射局麻药液,解开止血带时要防止骤然有大量的局麻药进入血液循环而中毒。

3. **常用药物** 局麻药按照它们是属于对氨苯甲酸还是苯胺的衍生物而分为酯类和酰胺类。属于酯类局麻药的有丁卡因;属于酰胺类的局麻药有利多卡因、布比卡因和罗哌卡因(表 5-6)。

4. **禁用与慎用(共性的)** 如对利多卡因及其他局部麻醉药过敏、预激综合征、严重的心脏传导阻滞患者禁用利多卡因。

5. **不良反应(常见、严重)** 在使用局麻药进行局部麻醉过程中,最常见的不良反应为过敏反应与毒性反应。酯类局麻药所引发过敏反应发生率较高于酰胺类局麻药。布比卡因最易引发心脏毒性事件,其主要原因为布比卡因可抑制心肌电传导,心脏折返抑制而导致心律失常。

6. **特殊人群用药(共性的)** 酰胺类局麻药大多通过肝脏代谢,酯类局麻药主要由血浆胆碱酯酶代谢。肝功能受损时主要影响酰胺类局麻药代谢,可选择酯类局麻药如普鲁卡因或丁卡因。阿替卡因作为一种特殊的酰胺类局麻药,90%~95% 被血浆胆碱酯酶代谢,只有极少量由肝脏代谢,因此肝功能不全时阿替卡因也是不错的选择,但应尽量减少其用量。心脏起搏器和支架本身对局麻药和肾上腺素无特殊选择性。伴有室性心律失常患者选用利多卡因,可促进心肌细胞内 K^+ 外流,降低心肌自律性,具有抗心律失常作用。

表 5-6　局部麻醉药审方要点列表

药物	剂型	适应证	用法用量	特殊人群	禁忌	相互作用	注意事项
利多卡因	注射剂、胶浆剂、气雾剂	1. 主要用于浸润麻醉、硬膜外麻醉、表面麻醉（包括在胸腔镜检查或腹腔镜手术时的黏膜麻醉）及神经传导阻滞。 2. 室性心律失常	1. 麻醉用 成人常用量①表面麻醉，2%～4%溶液一次不超过100mg，以200mg为限。②骶管阻滞、硬膜外阻滞用1%溶液，上限200mg为限。③硬膜外阻滞、胸腰段用1.5%～2%溶液，250～300mg。④浸润麻醉或静脉注射区域阻滞，用0.25%～0.5%溶液，50～300mg。⑤外周神经阻滞，臂丛（单侧）用1.5%溶液，250～300mg；牙科用2%溶液，20～100mg；肋间神经（每支）用1%溶液，30mg，300mg为限；宫颈旁浸润用0.5%～1%溶液，左右侧各100mg；椎旁神经阻滞（每支）用1.0%溶液30～50mg，300mg为限；阴部神经用0.5%～1%溶液，左右侧各100mg。⑥交感神经节用1.0%溶液，50mg，星状神经节及颈胸神经节阻滞，不加肾上腺素一般不要超过200mg（4mg/kg），加肾上腺素为300～350mg（6mg/kg），静脉注射区域阻滞极量4mg/kg。 2. 检查时的外用 (1) 常用2%盐酸利多因胶浆5～7ml涂抹于食管、咽喉、气管或尿道等导管的外壁；尿道扩张术或膀胱镜检查时用量200～400mg。 (2) 胃镜检查开始前口服，一般用量为2%溶液10～30ml或4%溶液5～15ml。 (3) 气雾剂或喷雾剂：2%～4%盐酸利多因气雾剂或喷雾剂供作内镜检查用，每次2%,10～30ml；4%,5～15ml	1. 孕妇及哺乳期妇女　本品透过胎盘，且与胎儿蛋白结合高于成人，故应慎用。 2. 儿童　新生儿用药可引起中毒，早产儿较正常儿半衰期长(3.16小时 vs 1.8小时)，故应慎用。 3. 老年人　用药应根据需要耐受程度调整剂量，>70岁患者剂量应减半	1. 对利多卡因及其他局部麻醉药过敏者。 2. 预激综合征、严重的心脏传导阻滞（包括窦房、房室及心室内传导阻滞）、小阿症患者。 3. 未经控制的癫痫患者。 4. 肝功能严重不全及休克患者	1. 常与长效局麻药合用，达到起效快、时效长的目的。 2. 可使神经-肌肉松弛药的作用增强。 3. 氨基糖苷类抗生素可增强本药的神经阻滞作用。 4. 巴比妥类药物可促进利多卡因代谢。 5. 异丙肾上腺素可使本品的总清除率升高；去甲肾上腺素可使本品总清除率下降。 6. 与下列药品有配伍禁忌：苯巴比安、硫喷妥钠、硝普钠、甘露醇、两性霉素B、氨苄西林、美索比安、磺胺嘧啶钠	1. 防止误入血管，注意局麻药中毒症状的诊治。 2. 肝肾功能障碍、肝血流量减低、充血性心力衰竭、严重心肌受损，低血容量及休克等患者慎用。 3. 本品严格掌握浓度和用药总量，超量可引起惊厥及心搏骤停。 4. 体内代谢较普鲁卡因慢，有蓄积作用，可引起中毒而发生惊厥

续表

药物	剂型	适应证	用法用量	特殊人群	禁忌	相互作用	注意事项
罗哌卡因	注射剂	1. 外科手术麻醉 硬膜外麻醉，区域神经阻滞、蛛网膜下腔麻醉、区域神经阻滞。2. 急性疼痛控制 持续硬膜外滴注或间歇用药（如术后或分娩疼痛），也可行外周神经阻滞进行镇痛	1. 用于硬膜外阻滞麻醉，包括骨科、妇科、泌尿科等下腹部及下肢手术，常用浓度为0.5%~1%。剖宫产手术硬膜外麻醉罗哌卡因浓度不应高于0.75%。2. 用于手术后镇痛及分娩镇痛，常用浓度为0.125%~0.2%。3. 用于外周神经阻滞麻醉，浓度越高，剂量越大，起效越快，常用浓度为0.4%~0.5%	1. 除了产科使用本品进行硬膜外麻醉以外，尚缺乏在孕妇中使用的足够数据。2. 不建议应用于12岁以下的儿童	1. 对本品过敏者。2. 肝肾功能不全者	1. 常与长效局麻药合用，达到起效快时效长的目的。2. 可使神经 - 肌肉松弛药的作用增强。3. 与下列药品有配伍禁忌：本巴比妥、硫喷妥钠、硝普钠、甘露醇、两性霉素B、氨苄西林、磺胺嘧啶钠	对于有二度或三度房室传导阻滞的患者要谨慎。对于老年患者和伴有严重肝病或严重肾功能损害者或全身状况不佳的患者，要特别注意
布比卡因	注射剂	局部浸润麻醉、外周神经阻滞和椎管内阻滞	成人：① 臂丛神经阻滞20ml。② 骶管阻滞，0.25%溶液，15~30ml。③ 硬膜外阻滞时，0.25%~0.375%溶液，10~20ml可用于下腹部手术；0.5%溶液，10~20ml，可用于一般的下腹部手术；0.75%溶液，10~20ml用于中上腹部手术。④ 局部浸润，总用量以175~200mg（0.25%）为限，24小时内分次给药，一日极量为400mg。⑤ 交感神经节阻滞的总用量50~125mg（0.25%）。⑥ 蛛网膜下腔阻滞，常用量5~15mg	12岁以下儿童慎用或禁用	1. 对本品过敏者。2. 肝肾功能不全者	1. 与碱性药物配伍会产生沉淀失去作用。2. 与普萘洛尔合用时，本药清除率降低，引起毒性的危险性增加。3. 与抗心律失常药合用时，心脏抑制的危险性增加	本品毒性较利多卡因大3~4倍，心脏毒性尤应注意，其引起循环衰竭和惊厥的危险比值较小（CC/CNS=3.74±0.5），心脏毒性症状出现较早，往往在循环衰竭与惊厥同时发生，一旦心脏衰竭，复苏甚为困难

审方实操案例

审方实操案例使用步骤：

1. 阅读门诊处方或者医嘱。
2. 在审方思维训练卡中规范性审核"□"勾选相应问题。
3. 在适宜性审核的表格中填写答案。

局部麻醉药审方实操案例

门诊处方

<table>
<tr><td colspan="4" align="center">×× 省 ×× 医院处方</td></tr>
<tr><td>姓名：马某</td><td>性别：男</td><td>年龄：50 岁</td><td>日期：20190506</td></tr>
<tr><td>科室：麻醉科</td><td>处方号：××××××××</td><td colspan="2">医保属性：自费</td></tr>
<tr><td colspan="2">身份证号：××××××</td><td colspan="2">单位或住址：××××××</td></tr>
<tr><td colspan="4">诊断：1. 口腔手术麻醉；2. 预激综合征</td></tr>
<tr><td colspan="4">Rp：</td></tr>
<tr><td>药名</td><td>规格和数量</td><td>单次用量</td><td>用法</td></tr>
<tr><td>利多卡因注射液</td><td>2ml：40mg</td><td>40mg</td><td>静脉注射</td></tr>
<tr><td>处方医师：×××</td><td>审核药师：×××</td><td colspan="2">调配药师：×××</td></tr>
</table>

审方思维训练卡

一、规范性审核（在相应的方框内打钩）

□ 处方内容缺项。

□ 医师签名、签章不规范。

□ 新生儿、婴幼儿处方未写明日龄、月龄或体重。

□ 西药、中成药与中药饮片未分别开具处方。

□ 未使用药品规范名称开具处方。

□ 用法、用量使用"遵医嘱""自用"等含混不清字句。

□ 开具处方未写临床诊断或临床诊断书写不全。

□ 单张处方超过 5 种药品。

□ 门诊处方超过 7 日用量，急诊处方超过 3 日用量。

二、适宜性审核(在表格内填写存在的问题)

药名	适应证	禁用/慎用	剂型/给药途径	用法用量	重复用药/相互作用
利多卡因注射液					

参考答案:

该处方为用药不适宜处方。

√ 遴选药品不适宜:预激综合征患者禁用利多卡因。

审方依据:

利多卡因注射液药品说明书。

第三节 骨骼肌松弛药及审方要点

骨骼肌松弛药(简称肌松药),通过竞争或替代乙酰胆碱,作用于骨骼肌运动终板乙酰胆碱受体,阻断了运动神经与骨骼肌的正常传导,使骨骼肌暂时松弛失去收缩能力。根据肌松药对神经肌肉结合部神经冲动传导干扰方式的不同,肌松药分为去极化类肌松药和非去极化类肌松药。

1. **作用机制** 去极化类肌松药能够与运动终板乙酰胆碱受体结合,引起运动终板短暂去极化,使运动终板暂时丧失对乙酰胆碱的正常反应,肌肉处于松弛状态。随着药物分子逐渐与受体解离,运动终板恢复正常的极化状态,神经肌肉的传导功能恢复正常。非去极化类肌松药不改变运动终板的膜电位,而是妨碍乙酰胆碱与其受体的结合,使肌肉松弛。非去极化类肌松药与乙酰胆碱竞争受体,遵循质量作用定律,给予胆碱酯酶抑制剂后,乙酰胆碱的分解减慢,有更多的乙酰胆碱分子与非去极化类肌松药分子竞争受体,从而能够拮抗非去极化类肌松药的阻滞作用,恢复正常的神经肌肉传导。

2. **适应证** 见表5-7。

3. **常用药物** 去极化类肌松药有琥珀胆碱;非去极化类肌松药有维库溴铵、阿曲库铵、顺阿曲库铵和罗库溴铵等(表5-8)。

4. **禁用与慎用** 患者选用的上述常用药物是否存在用药禁忌。琥珀胆碱引起肌纤维去极化时使细胞内K^+迅速流至细胞外,烧伤、大面积创伤、上运动神经元损伤患者可发生危及生命的高钾血症,因此这些患者禁用。

5. **不良反应** 琥珀胆碱的主要不良反应为心律失常,肌纤维成束收缩,高钾血症,眼内压、颅内压、胃内压升高,恶性高热,过敏反应。非去极化类肌松药可引起组胺释放,诱发支气管痉挛、心率增快、血压下降。

6. **特殊人群用药** 长时效肌松药(哌库溴铵)慎用于肾功能受损患者,肝功能受损时应

表 5-7 骨骼肌肌松弛药审方要点列表

药物	剂型	适应证	用法用量	特殊人群	禁忌	相互作用	注意事项
维库溴铵	注射剂	主要作为全麻辅助用药，用于全麻时的气管插管及术中的肌肉松弛	1. 成人 (1)气管插管时用量0.08~0.12mg/kg，3分钟内达插管状态。 (2)维持肌松在神经安定镇痛麻醉时为0.05mg/kg，吸入麻醉为0.03mg/kg。 2. 儿童 (1)插管剂量0.1~0.15mg/kg。 (2)静脉注射首剂量0.08~0.1mg/kg，追加量0.025~0.5mg/kg	1. 孕妇应慎用。 2. 本品在新生儿与婴儿中作用及恢复时间较长，维持剂量酌减。 3. 老年人如患有心血管疾病，高龄，水肿等会导致分布容量增加，均可能延长起效时间	对维库溴铵或溴离子有过敏史者	1. 下列药物可增强本品效应 ①吸入麻醉药；②大剂量硫喷妥钠，氯胺酮，芬太尼，γ-羟基丁酸，依托咪酯，异丙酚；③其他非去极化类肌松池剂；④抗生素，如氨基糖苷类，多肽类以及大剂量甲硝唑；⑤其他，如利尿剂，肾上腺素受体拮抗剂，单胺氧化酶抑制剂等。 2. 下列药物可使本品作用减弱 新斯的明，依酚氯铵，吡啶斯的明，氨基吡啶衍生物。 3. 下列药物可使本品作用变异 使用维库溴铵后，再给以去极化类肌松池药，如琥珀胆碱，可能加强或减弱其神经肌肉阻断作用	1. 肝硬化，胆汁淤积或严重肾功能不全者可延长肌松持续时间和恢复时间，应慎用。 2. 研究证明在剖宫产术中使用临床剂量的本品，对胎儿未显示不良反应。 3. 因妊娠毒症使用硫酸镁的患者，能增加维库溴铵神经肌肉阻断效应，应减少维库溴铵搐搐反应并重决定给予剂量和给药时间
罗库溴铵	注射剂	适用于全麻诱导插管和术中维持肌松，目前主要用作全麻诱导气管内插管	1. 成人 (1)气管插管：静脉注射0.60mg/kg，90秒后可达良好插管状态，维持肌松时间30~45分钟；快速增强气管插管静脉注射用量至0.9mg/kg，60秒达良好插管状态，肌松维持时间可达75分钟左右	1. 尚无足够资料来评估孕妇使用罗库溴铵对胎儿潜在的危害，至今也无动物研究资料来提示此类不良反应的证据。对孕妇，罗库溴铵的适用应在主治医师权衡利弊后才可决定。	对此药过敏者	1. 增强作用 ①卤化择发性麻醉剂和乙醚；②其他非去极化类肌松药；③大剂量硫喷妥钠，甲乙炔巴比妥钠，氯胺酮，芬太尼，γ-羟基丁酸，依托醚酯及异丙酚；④预先给予琥珀胆碱；⑤抗生素，如氨基糖苷类，多肽类，四环素类和大剂量甲硝唑等。	1. 合并低钾血症，高镁血症，低钙血症，低血红蛋白，脱水，酸血症，高碳酸血症及恶病质均可增加罗库溴铵的作用，用药时应适当减量。

续表

药物	剂型	适应证	用法用量	特殊人群	禁忌	相互作用	注意事项
罗库溴铵			(2)维持肌肉松弛:间断静脉注射0.15mg/kg,长时间应用吸入麻醉剂静脉注射用量降至0.075~0.1mg/kg。持续静脉滴注,在静脉麻醉时剂量为5~10µg/kg,吸入全麻时剂量为每分钟5~6µg/kg。 2.老年人及肝、肾功能障碍患者 插管剂量为0.6mg/kg,维持肌松,可间断静脉注射0.1mg/kg,或以每分钟5~6µg/kg静脉滴注。 3.儿童 (1)气管剂量:0.6mg/kg。 (2)维持剂量:0.15mg/kg。 (3)连续滴注:0.6mg/kg	2.尚无哺乳期妇女使用罗库溴铵的资料,故只有经主治医师确认为有利大于弊时,才可以在哺乳期妇女中应用罗库溴铵		2.减弱作用 ①新斯的明、依酚氯铵、吡啶斯的明、氨基吡啶衍生物;②长期应用类固醇激素、苯妥英钠或去甲肾上腺素、硫唑嘌呤(仅短暂和有限的作用)茶碱、氯化钙等	2.严重肝肾功能不全者慎用
顺阿曲库铵	注射剂	全身麻醉提供肌松以利于完成气管内插管和维持术中肌松,以便于手术操作和机械通气。最适用于肝肾功能不全、黄疸和门诊手术患者	静脉滴注。成人,本品ED95为0.05mg/kg,常用气管插管剂量为0.15~0.20mg/kg,静脉滴注3分钟左右	1.孕妇禁用,哺乳期妇女慎用。 2.尚无2岁以下儿童应用本品的资料。 3.老年人用药量无须调整	对阿曲库铵过敏患者	1.不宜与硫喷妥钠等碱性药物混合应用。 2.阿曲库铵的肌松效应,可被胆碱酯酶抑制药新斯的明拮抗。 3.与吸入麻醉药、氨基糖苷类及多肽类抗生素合用,可增强其肌松作用	1.只能静脉注射,肌内注射可引起肌肉组织坏死。 2.用于危重患者抢救时,配合呼吸机治疗,但持续时间不宜超过1周。 3.患神经肌肉疾病、严重电解质紊乱慎用。 4.须冷藏,以免发生箭毒样作用消除

避免使用主要在肝内转化(维库溴铵)或主要经胆汁排泄(罗库溴铵)的肌松药,否则可能出现时效变化,重复使用易出现蓄积作用。对肝肾功能同时严重受损患者可选用经霍夫曼消除的顺阿曲库铵,但要注意内环境改变对其霍夫曼消除的影响,以及其代谢产物经肝脏代谢,终产物经肾脏排出。

表 5-8 常用骨骼肌松弛药的比较

	骨骼肌松弛	蛋白质结合	代谢	半衰期 /h	血药浓度峰值出现时间 /min	排泄
去极化	琥珀胆碱	不明	血浆胆碱酯酶(快)	不明	1.0	肾 10%
非去极化	阿曲库铵	大量	无需酯酶[①]	0.33	2~2.5	肾与胆汁<10%
	维库溴铵	大量、中等	肝	1.2	3~5	胆汁 80%
	哌库溴铵	2%		2.0	3	肾、近 100%
	罗库溴铵		肝		1~1.5	肾、近 100%
	顺阿曲库铵		无需酯酶[①]		2.3	肾脏与胆汁<10%

注:①,阿曲库铵进入体内后,在正常体液的 pH 下,无需酯酶即自行降解,化学上称此为霍夫曼消除。

【参考文献】

[1] 国家药典委员会.中华人民共和国药典:临床用药须知.2015 年版.北京:中国医药科技出版社,2017.
[2] 中华医学会麻醉学分会.肌肉松弛药合理应用的专家共识(2013).临床麻醉学杂志,2013,29(7):712-715.

审方实操案例

审方实操案例使用步骤:

1. 阅读门诊处方或者医嘱。
2. 在审方思维训练卡中规范性审核"□"勾选相应问题。
3. 在适宜性审核的表格中填写答案。

骨骼肌松弛药审方实操案例

住院医嘱

×× 省 ×× 医院处方			
姓名:高某	性别:男	年龄:50 岁	日期:20190806
科室:麻醉科	处方号:××××××××		医保属性:自费
身份证号:××××××		单位或住址:××××××	
诊断:1.脑出血手术麻醉;2.严重肝肾功能不全			
Rp:			
药名	规格和数量	单次用量	用法
罗库溴铵注射液	2.5ml:25mg	9mg	静脉注射
处方医师:×××	审核药师:×××	调配药师:×××	

审方思维训练卡

一、规范性审核（在相应的方框内打钩）

☐ 处方内容缺项。

☐ 医师签名、签章不规范。

☐ 新生儿、婴幼儿处方未写明日龄、月龄或体重。

☐ 西药、中成药与中药饮片未分别开具处方。

☐ 未使用药品规范名称开具处方。

☐ 用法、用量使用"遵医嘱""自用"等含混不清字句。

☐ 开具处方未写临床诊断或临床诊断书写不全。

☐ 单张处方超过 5 种药品。

☐ 门诊处方超过 7 日用量，急诊处方超过 3 日用量。

二、适宜性审核（在表格内填写存在的问题）

药名	适应证	禁用/慎用	剂型/给药途径	用法用量	重复用药/相互作用
罗库溴铵注射液					

参考答案：

该处方为用药不适宜处方。

√ 遴选药品不适宜：罗库溴铵主要经肝脏代谢（主要代谢产物是 17- 羟罗库溴铵）、胆道排出。部分药物原型经胆道排出，仅 9% 罗库溴铵药物原型经肾脏排出。对肝肾功能同时严重受损患者可选用经霍夫曼消除的顺阿曲库铵。

审方依据：

罗库溴铵注射液药品说明书。

下 篇
精 神 障 碍

第六章
精神分裂症

第一节　精神分裂症概述

一、流行病学

精神分裂症是一组病因未明的重性精神疾病,具有认知、思维、情感、行为等多方面精神活动的障碍,并导致明显的职业和社会功能损害。多起病于青壮年,急性起病者较少,起病多隐匿,病程多迁延。世界卫生组织估计,全球精神分裂症的终身患病率为0.38%~0.84%。我国1993年的全国流行病学调查资料显示精神分裂症的终身患病率为0.66%。浙江省(2001年)的流行病学调查资料显示15岁及以上人群精神分裂症的时点患病率为0.3%,而河北省(2004年)的资料显示18岁以上人群精神分裂症的时点患病率为0.55%,终身患病率为0.66%。2019年北京大学第六医院黄悦勤团队报道的于2012年启动的中国(除港澳台地区)31个省、自治区及直辖市精神障碍流调初步结果显示,精神分裂症及其他精神病性障碍终生患病率为0.61%。同时国内大多数流行病学调查资料都提示女性患病率略高于男性,城市患病率高于农村。

二、临床表现与分型

1. **临床表现**　精神分裂症的临床表现错综复杂,且无绝对特异性。除意识障碍、智能障碍不常见外,可出现各种精神症状。

(1)前驱期症状:在明显的精神症状出现前,患者所表现的非特异性症状,最常见症状包括情绪改变、认知改变、对自身和外界的感知改变、行为改变以及躯体改变。由于变化较缓慢且不明显,持续时间久,多在回溯病史时才发现。

(2)显症期症状

1)阳性症状:包括幻觉、妄想及言语和行为的紊乱(瓦解症状)等。

2)阴性症状:包括意志减退、快感缺乏、情感迟钝、社交退缩、言语贫乏等。

3)焦虑、抑郁症状:80%的患者可见,尤以疾病的早期和缓解后期多见。

4)激越症状:主要表现为攻击暴力和自杀。

5)定向、记忆和智能:一般可正确定向,意识清晰,无明显的记忆和智能障碍。

6)自知力:疾病发作期常缺乏自知力,是影响治疗依从性的重要因素。

2. 临床分型

(1)传统临床分型：根据精神分裂症的临床特征，分为以下亚型。

1)偏执型：最为常见，以妄想为主，常表现为多疑，多伴有幻觉。起病较缓慢，多在30岁以后，预后多较好。

2)青春型：主要是青春期发病，起病较急，进展快。言语增多，内容荒诞离奇，思维松弛甚至破裂。病情较易恶化，预后欠佳。

3)紧张型：多起病于青年或中年，常急性发作。表现为明显的精神运动性迟滞，如木僵或兴奋，可交替出现。预后较好。

4)单纯型：起病缓慢，早期多为类似"神经衰弱"的症状，逐渐出现阴性症状为主的表现，往往病情发展数年后才被确诊。预后较差。

5)未分化型：具有明显的阳性精神病性症状，符合精神分裂症的诊断标准，但又不符合上述任何一种亚型的标准，或同时具备一种以上亚型的特点，但又没有一组明显占优势的诊断特征。

6)其他型：如分裂症后抑郁症、残留型等。

(2)阳性、阴性症状分型：按阳性、阴性症状群进行分型，见表6-1。

表6-1　阳性、阴性症状分型

	主要症状	对典型抗精神病药反应	认知功能	预后	生物学基础
Ⅰ型精神分裂症	妄想、幻觉等阳性症状为主	良好	无明显改变	良好	多巴胺功能亢进
Ⅱ型精神分裂症	情感淡漠、言语贫乏等阴性症状为主	差	伴有改变	差	脑细胞丧失退化(额叶萎缩)，多巴胺功能无明显变化

三、治疗原则

精神分裂症的治疗，应坚持早发现、早诊断、早治疗的原则。主要包括药物治疗、物理治疗［包括电休克治疗(ECT)和重复经颅磁刺激治疗］、心理与社会干预治疗。其中药物治疗是首选的治疗措施，一旦确诊，应尽快启动。其遵循的主要原则如下。

1. **个体化用药**　不同个体对抗精神病药的治疗反应存在很大差异。因此为患者制订治疗方案需综合考虑患者的个体情况，包括经济状况、疾病特征、药物特性、依从性以及耐受性等多方面因素。如奥氮平、氨磺必利及利培酮对阳性症状的总体控制较好。此外，大多数情况下推荐口服治疗，不合作的患者可选择短期内非口服给药，而需长期治疗但依从性不佳的患者则可选择长效注射针剂。

2. **单一用药**　绝大多数患者应选择单一用药。部分疗效不佳或无法耐受的患者，仍推荐换用另一种抗精神病药(包括氯氮平)。

3. **适量治疗**　从小剂量开始，根据患者治疗反应，逐渐滴定剂量，约2周内加至说明书推荐的治疗量，滴定速度因药因人而异，如低效价型的药加药宜缓。首发患者的治疗剂量多为中低剂量，复发患者多需较大剂量。一般原发性阴性症状的治疗剂量应低于阳性症状的治疗剂量。如患者在治疗剂量足疗程治疗后，疗效仍不满意，但耐受性良好或血药浓度未达标，可在获得知情同意的前提下酌情适当超标用药。一般情况下不能突然停药，不能自行增减剂量,需规律用药。

4. **足疗程治疗** 急性期治疗,是为尽快控制症状,一般 4~6 周。巩固期治疗,是急性期有效药物、有效剂量继续巩固治疗至少 6 个月。维持治疗,是为维持症状持续缓解,防止复发。维持时间至今没有统一规定,多数建议:首发、缓慢起病或多次复发的患者,维持治疗时间至少 5 年或更长,甚至终身服药;对于急性发作、缓解迅速彻底的患者,维持治疗时间可相应较短,至少 1 年,同时应告知停药可能的后果以及复发的早期症状和应对措施。

5. **联合用药** 仅在足剂量足疗程的数次单一用药(包括氯氮平)疗效不佳后,才考虑联合用药。可根据患者持续出现的如焦虑、抑郁或阳性精神病性症状,联用辅助药物(包括苯二氮䓬类、心境稳定剂、抗抑郁药等)或不同种类的抗精神病药。联用的抗精神病药尽量选择化学结构不同、药理作用不同、无同类严重不良反应及无相互作用,且不宜超过 3 种。如实有必要,须经有权限的医师(如主治医师以上)开具。并仔细评估记录疗效和不良反应,如8~12 周后仍未达预期效果,建议逐渐换为单一或更换联合用药种类。

6. **不良反应监测** 抗精神病药存在较多不良反应,不同种类间的差异也较大。第一代药物不良反应以锥体外系反应多见,而第二代中的部分药物以体重增加更为明显。抗精神病治疗具有长期性,且以非住院治疗为主,因此需密切监测相关不良反应并及时处理。治疗前均应进行常规基线评估,包括体重、血常规、肝肾功能、心血管功能、代谢指标以及运动障碍征象等,并在用药期间定期复查对比。

第二节　抗精神病药及审方要点

抗精神病药是作用于中枢神经系统,主要通过调节多巴胺等神经递质传递功能,治疗精神分裂症和其他精神病性障碍与各种原因引起的精神病性症状。根据抗精神病药开发上市的先后和药理学作用特点,目前主要分为第一代(典型)与第二代(非典型)抗精神病药,其审方要点见图 6-1 和图 6-2。

一、第一代抗精神病药

1. **作用机制**　主要作用于脑内多巴胺 D_2 受体,为 D_2 受体拮抗剂。还可阻断肾上腺素 α_1、肾上腺素 α_2 受体、胆碱 M_1 受体、组胺 H_1 受体等。

2. **适应证**　见表 6-2。

3. **常用药物**　包括氯丙嗪、舒必利、氟哌啶醇。

4. **禁用与慎用(共性的)**　基底节神经病变、帕金森病、帕金森综合征、骨髓抑制、青光眼、昏迷及对药物或其中成分过敏者禁用。舒必利除外,见表 6-2。

5. **不良反应(常见、严重)**　主要为锥体外系反应(如急性肌张力障碍、类帕金森综合征、静坐不能及迟发性运动障碍),内分泌失调(如高泌乳素血症),镇静嗜睡,抗胆碱作用,直立性低血压,肝功能损害及过敏反应等。

6. **特殊人群用药(共性的)**　哺乳期妇女使用期间停止哺乳。老年患者,从小剂量开始,缓慢加量,应视病情酌减用量。

表 6-2 第一代抗精神病药审方要点列表

药物	剂型	适应证	用法用量	特殊人群	禁忌	相互作用	注意事项
氯丙嗪	片剂、注射剂	1. 对兴奋躁动、幻觉妄想、思维障碍及行为紊乱等阳性症状有较好的疗效。用于精神分裂症、躁狂症或其他精神病性障碍。 2. 各种原因所致的顽固性呃逆或顽固性呕吐	1. 口服 (1) 用于精神分裂症或躁狂症，从小剂量开始，25~50mg/次，2~3次/d，每隔2~3日缓慢逐渐递增25~50mg/次，治疗剂量400~600mg/d。 (2) 用于其他精神病，剂量应偏小。体弱者剂量应缓慢加量。 (3) 用于止呕，12.5~25mg/次，2~3次/d。 2. 肌内注射 25~50mg/次，2次/d，待患者合作后改为口服。 3. 静脉滴注 从小剂量开始，25~50mg 稀释于 500ml 葡萄糖氯化钠注射液中缓慢静脉滴注，60滴/min，1次/d。每隔1~2日缓慢增加 25~50mg/d。不宜静脉注射100~200mg/d。	1. 孕妇慎用。哺乳期妇女使用，哺乳期间停止哺乳。 2. 6岁以下儿童慎用。6岁以上儿童酌情减量。 3. 肝肾功能受损患者应减量。	1. 对吩噻嗪类药或其中成分过敏者。 2. 基底节病变、帕金森病、帕金森综合征。 3. 骨髓抑制、青光眼及昏迷者	1. 与乙醇或其他中枢神经系统抑制性药合用时，中枢抑制作用加强。 2. 与抗高血压药合用易致直立性低血压。 3. 与舒必利、胺碘酮、普鲁卡因胺合用，有发生室性心律失常的危险，严重者可致尖端扭转型心律失常。 4. 与碳酸锂合用，可引起血锂浓度增高。 5. 与阿托品类药物、单胺氧化酶抑制剂及三环类抗抑郁药合用时，抗胆碱作用加强，不良反应加重。 6. 抗酸剂可降低本品吸收（应间隔服药），肝药酶诱导剂可加速其代谢，苯巴比妥可加快其排泄，从而减弱其抗精神病作用	1. 出现迟发性运动障碍、过敏性皮疹及恶性综合征，应立即停药并处理。 2. 用药后引起直立性低血压应卧床，血压过低可静脉滴注去甲肾上腺素，禁用肾上腺素。 3. 应定期检查肝功能与白细胞计数。 4. 用药期间不宜驾驶车辆、操作机械或高空作业。 5. 注射液刺激性大，肌内注射局部疼痛较重，静脉注射时可引起血栓性静脉炎。 6. 心血管疾病、癫痫、意识障碍患者慎用

续表

药物	剂型	适应证	用法用量	特殊人群	禁忌	相互作用	注意事项
舒必利	片剂、注射剂	1. 对淡漠、退缩、木僵、抑郁、幻觉和妄想症状的效果较好，适用于精神分裂症的偏执型、紧张型、慢性精神分裂症的孤僻、退缩、淡漠症状。 2. 对抑郁症状有一定疗效。 3. 止吐。	1. 口服 (1) 治疗精神分裂症，开始剂量为0.1g/次，2~3次/d，逐渐增至治疗量0.6~1.2g/d，维持剂量为0.2~0.6g/d。 (2) 止呕，0.1~0.2g/次，2~3次/d。 2. 肌内注射 0.1g/次，2次/d。 3. 静脉滴注 对木僵、违拗患者，将剂量250~500ml葡萄糖氯化钠注射液中缓慢静脉滴注，1次/d，可逐渐增量至0.3~0.6g/d，不超过0.8g/d。滴注时间不少于4小时	1. 孕妇慎用。哺乳期妇女使用期间停止哺乳。 2. 儿童、片剂剂量6岁以上按成人换算，应小剂量开始，缓慢增量。注射液慎用。 3. 肝肾功能受损患者应减量	1. 对本药或其中成分过敏者。 2. 嗜铬细胞瘤、高血压、严重心血管疾病和严重肝病患者	除氯氮平外，几乎所有抗精神病药和中枢抑制药与其合用，均可增强中枢抑制作用（与CYP450代谢无关），应充分注意	1. 用药期间出现迟发性运动障碍，应停用所有抗精神病药。 2. 用药期间出现过敏性皮疹及恶性综合征性状态应立即停药并进行相应处理。 3. 患有心血管疾病（如心律失常、心肌梗死、传导异常等）、基底节神经病变、帕金森综合征、癫痫、严重中枢神经抑制状态者应慎用
氟哌啶醇	片剂、注射剂	1. 用于急、慢性各型精神分裂症。 2. 肌内注射可迅速控制躁狂症状的兴奋躁动，敌对情绪和攻击性行为。 3. 也可用于脑器质性精神障碍和老年性精神障碍	1. 口服 (1) 治疗精神分裂症，从小剂量开始，起始增量为2~4mg/次，2~3次/d，逐渐增量至常用量10~40mg/d，维持剂量为4~20mg/d。 (2) 治疗抽动秽语综合征，酌情减量，1~2mg/次，2~3次/d。 2. 肌内注射 常用于兴奋躁动和精神运动性兴奋，成人剂量5~10mg/次，2~3次/d，安静后改为口服。 3. 静脉滴注 10~30mg加入250~500ml葡萄糖注射液内，静脉滴注	1. 孕妇慎用。哺乳期妇女哺乳期间停止哺乳。 2. 儿童、片剂参考成人剂量。注射液慎用	1. 对本药或其中成分过敏者。 2. 基底节神经病变、帕金森病、帕金森综合征、骨髓抑制、青光眼及重症肌无力者	1. 与乙醇或其他中枢神经系统抑制性药物合用时，中枢抑制作用加强。 2. 与多巴比妥或其他抗惊厥药合用时，可改变癫痫的发作形式，不能使抗惊厥药增效。 3. 与肾上腺素合用，可导致严重低血压。 4. 与抗胆碱药合用时，有可能使眼内压增高。 5. 与卡马西平合用，可使本药血药浓度降低，效应减弱	1. 用药期间应定期检查肝功能与白细胞计数。 2. 用药期间不宜驾驶车辆、操作机械或高空作业。 3. 注射液颜色变深或沉淀时禁止使用。 4. 心脏病尤其是心绞痛，药物引起的急性中枢神经抑制，癫痫，青光眼、甲亢或毒性甲状腺肿、肝功能损害，肺功能不全、肾功能不全、尿潴留等患者慎用

审方实操案例

审方实操案例使用步骤：

1. 阅读门诊处方或者医嘱。
2. 在审方思维训练卡中规范性审核"□"勾选相应问题。
3. 在适宜性审核的表格中填写答案。

第一代抗精神病药审方实操案例

门诊处方

×× 省 ×× 医院处方			
姓名：黄某某	性别：女	年龄：56 岁	日期：20200510
科室：精神科	处方号：××××××××	医保属性：自费	
身份证号：××××××		单位或住址：××××××	
诊断：1. 精神分裂症；2. 高血压（2 级高危）			
Rp：			
药名	规格和数量	单次用量	用法
舒必利片	0.1g×100 片 ×1 瓶	0.2g/ 次	口服，1 次 /d
氯丙嗪片	50mg×100 片 ×1 瓶	100mg/ 次	口服，2 次 /d
硝苯地平控释片	30mg×24 片 ×1 盒	30mg/ 次	口服，1 次 /d
处方医师：×××	审核药师：×××	调配药师：×××	

审方思维训练卡

一、规范性审核（在相应的方框内打钩）

□ 处方内容缺项。

□ 医师签名、签章不规范。

□ 新生儿、婴幼儿处方未写明日龄、月龄或体重。

□ 西药、中成药与中药饮片未分别开具处方。

□ 未使用药品规范名称开具处方。

□ 用法、用量使用"遵医嘱""自用"等含混不清字句。

□ 开具处方未写临床诊断或临床诊断书写不全。

□ 单张处方超过 5 种药品。

□ 门诊处方超过 7 日用量,急诊处方超过 3 日用量。

二、适宜性审核(在表格内填写存在的问题)

药名	适应证	禁用 / 慎用	剂型 / 给药途径	用法用量	重复用药 / 相互作用
舒必利片					
氯丙嗪片					
硝苯地平控释片					

参考答案:

该处方为用药不适宜处方。

√ 遴选药品不适宜:舒必利禁用于高血压患者。

√ 联合用药不适宜:舒必利与氯丙嗪联合使用,可增加尖端扭转型室性心动过速的发生风险,不建议联用。

审方依据:

1. 舒必利片药品说明书。

2. 氯丙嗪片药品说明书。

二、第二代抗精神病药

1. **作用机制** 大多数第二代抗精神病药在阻断 D_2 受体的基础上,还可通过阻断 5-HT_{2A} 受体,增强抗精神病作用尤其对阴性症状更有效,减少多巴胺受体阻断的副作用如锥体外系反应等。而氯氮平是作用于多受体包括 5-HT 受体、肾上腺素受体、胆碱受体和 D_2 受体,氨磺必利是选择性阻断多巴胺 D_2/D_3 受体作用,阿立哌唑是多巴胺受体部分激动剂。

2. **适应证** 参见表 6-3。

3. **常用药物** 包括氯氮平、利培酮、奥氮平、喹硫平、齐拉西酮、阿立哌唑、氨磺必利。

4. **禁用与慎用(共性的)** 对药物或药物其他成分过敏者禁用。参见表 6-3。

5. **不良反应(常见、严重)** 常见代谢综合征(如体重增加、糖脂代谢异常等),内分泌失调(如高催乳素血症、月经失调、性激素水平异常等),心血管作用(如直立性低血压、Q-T 间期延长等),镇静以及肝功能损害等。也可有严重的致命不良反应,如猝死;氯氮平所致的粒细胞缺乏症、恶性综合征及强直 - 阵挛性癫痫发作。

6. **特殊人群用药(共性的)** 孕妇慎用。哺乳期妇女使用期间停止哺乳。

表 6-3　第二代抗精神病药审方要点列表

药物	剂型	适应证	用法用量	特殊人群	禁忌	相互作用	注意事项
氯氮平	片剂	因可导致粒细胞减少症，一般不宜作为首选药。 1. 不仅对精神病阳性症状有效，对阴性症状也有一定效果。适用于急性与慢性精神分裂症的各个亚型，对幻觉妄想、青春型效果好。可减轻与精神分裂症有关的情感症状（如抑郁、负罪感、焦虑），对一些使用典型抗精神病药治疗无效或疗效不好的患者，改用本药可能有效。 2. 也可用于治疗躁狂症，改善其他精神病性障碍的兴奋躁动和幻觉妄想。	口服。从小剂量开始，首次剂量为 25mg/次，2~3次/d，逐渐缓慢增加至常用治疗量为 200~400mg/d，最高量为 600mg/d，维持量为 100~200mg/d	1. 孕妇禁用。哺乳期妇女使用期间应停止哺乳。 2. 12 岁以下儿童不宜使用。 3. 老年人慎用或使用低剂量	1. 对本药或其中成药过敏者。 2. 心肝肾疾病、昏迷、谵妄、低血压、青光眼、麻痹性肠梗阻，未得到有效控制的癫痫、骨髓抑制或白细胞减少者。 3. 曾因氯氮平导致粒细胞缺乏或严重粒细胞减少的患者。 4. 与其他能引起粒细胞缺乏症或有骨髓抑制作用的药物（如地高辛、肝素、苯妥英、华法林）合用的患者	1. 与乙醇或其他中枢神经系统抑制药合用时，中枢抑制作用加强。 2. 与抗高血压药合用易致直立性低血压。 3. 与抗胆碱药合用，可增加抗胆碱作用。 4. 与碳酸锂合用，有增加惊厥、恶性综合征、精神错乱与肌张力障碍的危险。 5. 具有严重的致癫痫发作危险，且与其他诱发癫痫发作的药物呈正相关。与其他诱发癫痫的药物合用时，应谨慎。 6. 与通过 CYP2D6 代谢的药物（如抗抑郁药、吩噻嗪类、Ⅰc 类抗心律失常药）或抑制该酶的药物（如奎尼丁）合用时，应特别注意。 7. 与大环内酯类抗菌药物合用可使血浆氯氮平浓度显著升高，并有诱发癫痫发作的报道。 8. 与地高辛、肝素、苯妥英、华法林合用，可加重骨髓抑制作用	1. 出现过敏性皮疹及恶性综合征应立即停药并进行相应的处理。 2. 治疗首个 6 个月内应坚持每周检查白细胞计数及分类，以后定期复查。停止治疗（不论何原因），应在停药后的至少 4 周内，每周检查白细胞计数及中性粒细胞绝对值，直至白细胞 $\geq 3.5 \times 10^9/L$，外周血中性粒细胞 $\geq 2 \times 10^9/L$。 3. 应定期检查肝功能、心电图、血糖。 4. 可导致 Q-T 间期延长，尖端扭转型室性心动过速等，低钾血症和低镁血症可增加其发生风险，使用时应注意检查电解质水平。 5. 用药期间不宜驾驶车辆、操作机械或高空作业。 6. 中枢神经抑制状态者、尿潴留患者等慎用

续表

药物	剂型	适应证	用法用量	特殊人群	禁忌	相互作用	注意事项
利培酮	口服液、片剂、注射剂	用于治疗急性和慢性精神分裂症，以及其他各种精神病性状态的明显的阳性症状和阴性症状。也可减轻与精神分裂症有关的情感症状	1. 口服　食物不影响吸收。起始剂量1mg/d，1~2次/d，在1周左右时间内逐渐将剂量加大到2~4mg/d，第2周内可逐渐加量到4~6mg/d。剂量一般不超过10mg/d。 2. 肌内注射　长效针剂。首次使用前，推荐口服测试耐受性。最大剂量为50mg/次，1次/2w肌内注射，左右部位交替注射。不可静脉给药。首次注射后的3周内需合并一种可达治疗剂量的抗精神病药作为补充。 3. 老年人　建议起始剂量为0.5mg/次，2次/d，剂量可根据个体需要进行调整，直至1~2mg/次，2次/d	1. 孕妇应权衡利弊决定是否服用本品。哺乳期妇女使用期间应停止哺乳。 2. 肝肾功能受损患者慎用，必要时使用，口服起始量及维持量，剂量调整应缓慢	对本药或其中成分过敏者	1. 与其他作用于中枢神经系统的药物合用时应慎重。 2. 可拮抗左旋多巴及其他多巴胺激动剂的作用。 3. 与已知会延长Q-T间期的药物合用时应慎重。 4. 卡马西平及其他CYP3A4肝酶诱导剂会降低本品活性成分的血浆浓度，开始或停止合用时均应调整剂量。 5. 氟西汀和帕罗西汀(CYP2D6抑制剂)可增加本药血浆浓度，开始或停止合用时均应调整剂量	1. 可引起迟发性运动障碍，其特征为有节律的非自主运动，主要见于舌及面部。一旦出现，应考虑停止服用所有的抗精神病药。 2. 一旦出现恶性症状群，其特征为高热、肌肉僵直、颤抖、意识改变和肌酸激酶水平升高，应停用所有抗精神病药。 3. 具有α受体拮抗作用，用药初期，注意发生直立性低血压可能。 4. 使用本药患者应避免进食过多，以免体重增加。 5. 用药期间不宜驾驶车辆、操作机械或高空作业。 6. 对已知患有心血管疾病、脱水、脑血管疾病、帕金森病、癫痫患者应慎用

续表

药物	剂型	适应证	用法用量	特殊人群	禁忌	相互作用	注意事项
奥氮平	片剂、注射剂	1. 片剂 (1)用于治疗精神分裂症。 (2)用于治疗中、重度躁狂发作。 (3)治疗有效的躁狂发作者,可用于预防双相情感障碍的复发。 2. 注射剂　用于治疗精神分裂症	1. 口服　治疗剂量为5~20mg/d,加药间隔不少于24小时,停药时应逐渐减量。 (1)治疗精神分裂症,起始剂量为10mg/d,1次/d。 (2)治疗躁狂发作,单独治疗推荐起始剂量为15mg/次,1次/d。联合治疗中10mg/次,1次/d。 (3)预防双相情感障碍复发,推荐起始剂量为10mg/d。预防复发的维持治疗剂量同前。 2. 肌内注射150-300mg/次,1次/2周,或405mg/次,1次/4周,建议治疗前使用口服剂型确定耐受性	1. 孕妇慎用。哺乳期妇女使用期间应停止哺乳。 2. 肝肾功能受损者应减量,建议起始减量。中度肝功能不全者应谨慎加量	1. 对本药或其中成分过敏者。 2. 已知有闭角型青光眼危险者	1. 奥氮平通过CYP1A2代谢,因此患者合用可诱导CY1A2的卡马西平或吸烟,可导致其血药浓度降低。 2. 与CYP1A2抑制剂如氟伏沙明、环丙沙星合用可显著抑制奥氮平代谢,应考虑降低起始剂量。 3. 饮用酒精或接受可能引起中枢神经系统抑制的药物合用时,应谨慎。 4. 对帕金森病和痴呆患者,不推荐奥氮平与抗帕金森药合用。 5. 与已知会延长Q-T间期的药物合用时应谨慎	1. 可引起迟发性运动障碍,一旦出现,应考虑降低剂量或停药。 2. 一旦出现恶性综合征,或者存在没有其他解释的临床表现但无法解释的高热时,应考虑终止所有抗精神病药治疗。 3. 使用期间应定期监测体重、血脂,观察高血糖体征和症状,对糖尿病和存在糖尿病危险因素的患者应定期监测血糖。 4. 已诊断有肝炎(包括肝细胞型、胆汁淤积型或混合性肝损伤)的情况下,应终止治疗

续表

药物	剂型	适应证	用法用量	特殊人群	禁忌	相互作用	注意事项
富马酸喹硫平	片剂	治疗精神分裂症和治疗双相情感障碍的躁狂发作	口服，2次/d，餐前或餐后服用。 成人 （1）用于治疗精神分裂症：治疗初期，日总剂量为：第1日50mg，第2日100mg，第3日200mg，第4日300mg。逐渐增加到有效剂量范围，一般300~450mg/d。可根据患者临床反应和耐受性调整，常用有效剂量范围为150~750mg/d。 （2）用于治疗双相情感障碍的躁狂发作：用作单一治疗或作为情绪稳定剂的辅助治疗时，治疗初期，治疗初期，日总剂量为：第1日100mg，第2日200mg，第3日300mg，第4日400mg。到第6日可进一步将剂量调整至800mg/d，但每日剂量增加幅度不得超过200mg。常用有效剂量范围为400~800mg/d。 2. 老年人　起始剂量为25mg/d，随后每日以25~50mg的幅度增至有效剂量	1. 只有在获益大于潜在风险的情况下，本品才能用于孕妇。哺乳期妇女使用期间应停止哺乳。 2. 肝肾功能受损患者　在肝脏中代谢广泛，慎用于肝肾功能受损的患者。肝肾功能受损患者需调整剂量，起始剂量须减半	对本药或其中成分过敏者	1. 与其他作用于中枢神经系统的药物或含酒精的饮料合用时应当谨慎。 2. 与硫利达嗪、巴比妥类、利福平合用时，喹硫平的清除率增加，可根据患者反应使用较高剂量。 3. 与CYP3A4强酶抑制剂合用，如HIV蛋白酶抑制剂、唑类抗真菌药、大环内酯类抗生素（如红霉素、克拉霉素），喹硫平血药浓度可显著升高，应使用较低剂量。在老年人或体质虚弱的患者中应慎重合用。 4. 与卡马西平合用，可降低喹硫平的全身吸收，并且能增加其清除率，因此合用时，应根据临床反应考虑增加使用剂量	1. 使用期间可导致直立性低血压，尤其在用药期的最初加药期及老年患者中。 2. 与其他已知会延长Q-Tc间期的药物合用时应谨慎，尤其是老年患者。 3. 可引起迟发性运动障碍，一旦出现，应考虑减少剂量或停药。 4. 一旦出现恶性综合征，或者存在没有其他病因的临床表现但无法解释的高热时，应考虑停药并给予适当治疗。 5. 突然停药可导致急性撤药反应，建议逐步停药。 6. 糖尿病患者及糖尿病高危人群使用时，应加强血糖监测。 7. 用药期间可导致困倦，驾驶车辆、操作机械或高空作业应注意。 8. 已知有心脑血管疾病或其他低血压倾向的患者慎用

续表

药物	剂型	适应证	用法用量	特殊人群	禁忌	相互作用	注意事项
齐拉西酮	片剂,胶囊剂,注射剂	用于治疗精神分裂症	1. 口服 （1）初始治疗:20mg/次,2次/d,餐时口服。视病情可逐渐增加到80mg/次,2次/d。剂量调整间隔一般应不少于2日。 （2）维持治疗:应定期评估并确定患者是否需要维持治疗。20~80mg/次,2次/d,使用20mg/次,2次/d足够。 2. 肌内注射　推荐剂量为10~20mg/d,最大剂量为40mg/d;如果每次注射10mg,可每隔2小时注射20mg,1次;如果每次注射1次,可每隔4小时注射1次。如需长期治疗,应尽快改用口服。不推荐患者既口服又肌内注射齐拉西酮	1. 只有当孕妇服药的益处大于药物对胎儿的潜在风险时,齐拉西酮才可用于孕妇。哺乳期妇女使用期间禁止哺乳。 2. 老年人,降低起始剂量,缓慢调整剂量,并密切监测患者。 3. 肝肾功能受损患者使用口服制剂一般无须调整用量。肾功能损害患者慎用注射剂	1. 对本药或其中成分过敏者。 2. 具有Q-T间期延长病史的患者,近期出现急性心肌梗死的患者和非代偿性心衰的患者。 3. 与存在延长Q-T间期风险的药物合用的患者,如索必利,特非那定,索他洛尔,奎尼丁,氯丙嗪,莫西沙星,多拉司琼,他克莫司等	1. 不应与延长Q-T间期合用的药物合用。 2. 与其他作用于中枢的药物合用时应十分谨慎。 3. 可诱发低血压,因此可能会增强某些抗高血压药的疗效。 4. 可能拮抗左旋多巴和多巴胺激动剂的作用。 5. 与卡马西平（200mg/次,2次/d,连续服用21日）和合用,齐拉西酮的AUC和C_{max}可降低。	1. 低钾/镁血症的患者在治疗前应补充电解质。同时服用利尿剂的患者,应定期监测电解质。 2. 一旦出现恶性综合征,应立即停止使用抗精神病药以及其他必须使用的药物治疗并进行相应的处理。 3. 出现迟发性运动障碍的症状或体征,应考虑停药。 4. 可出现皮疹,与剂量有关。若不能确定病因的皮疹时,应停药。 5. 可发生直立性低血压,特别是用药初期或剂量调整期。 6. 有癫痫病史,或癫痫发生阈值降低,心脑血管病史或易于出现低血压的躯体疾病史的患者应慎用

续表

药物	剂型	适应证	用法用量	特殊人群	禁忌	相互作用	注意事项
阿立哌唑	片剂、胶囊剂	用于治疗精神分裂症	口服。1次/d。起始剂量为10mg,2周后,可根据个体的疗效和耐受性情况,逐渐增加剂量,最大可增至30mg,有效治疗剂量范围为10~30mg/d。此后,可维持此剂量不变。每日最大剂量不应超过30mg	1.孕妇慎用。哺乳期妇女使用期间禁止哺乳。2.老年人在使用推荐剂量时耐受性良好,无须调整。3.肝肾功能不全患者,一般无须调整剂量	对本药或其中成分过敏的患者	1.由于其拮抗肾上腺素α受体,因此存在增强某些抗高血压药作用的可能性。2.CYP3A4和CYP2D6参与阿立哌唑代谢。与CYP3A4诱导剂(如卡马西平)合用时阿立哌唑剂量需加倍,停用时应减量。与CYP3A4抑制剂(如伊曲康唑)或CYP2D6抑制剂(如奎尼丁、氟西汀、帕罗西汀)合用时,阿立哌唑剂量需减至常用剂量,停用时应增加	1.可发生直立性低血压。出现迟发性运动障碍的症状或体征,应考虑停药。2.一旦出现恶性综合征,应立即停止抗精神病药治疗并进行相应的处理。3.使用时应监测任何高血糖症状,定期监测糖尿病患者血糖。4.用药期间小心驾驶车辆,操作机械或高空作业。5.有吸入性肺炎风险,已知心血管病、脑血管病或诱发低血压情况的患者应慎用

续表

药物	剂型	适应证	用法用量	特殊人群	禁忌	相互作用	注意事项
氨磺必利	片剂	用于治疗精神分裂症。包括有阳性和/或阴性症状的急性或慢性精神分裂症	口服。若≤400mg/d，应一次服用；若>400mg/d，应分2次服用。应根据个体反应调整剂量。 1. 常规患者 (1) 阴性症状占优势阶段：推荐50~300mg/d，最佳剂量约为100mg/d。 (2) 阳性及阴性症状混合阶段：治疗初期，应主要控制阳性症状，400~800mg/d。 (3) 急性期：推荐400~800mg/d，最高剂量为1 200mg/d。 (4) 维持治疗：任何情况下，均应根据患者情况将维持剂量调整到最小有效剂量。 2. 肝功能不全患者　无须调整用量。 3. 肾功能受损患者　主要通过肾脏代谢。肌酐清除率30~60ml/min，应将剂量减半；肌酐清除率10~30ml/min，应将剂量减至三分之一；肌酐清除率<10ml/min，不建议用	1. 孕妇慎用。哺乳期妇女使用期间禁止哺乳。 2. 不建议青春期至18岁青少年使用，15岁以下儿童禁用。 3. 肝功能受损患者无须调整用量。轻中度肾功能受损患者使用能主要控制阴性症状，时需调整剂量，重度受损者不予用	1. 对本药或其中成分过敏者。 2. 嗜铬细胞瘤、催乳素依赖性肿瘤如催乳素瘤和垂体催乳素腺瘤和乳腺癌患者。 3. 与Ⅰa类及Ⅲ类抗心律失常药物、某些精神抑制药物（舒必利、氯丙嗪、氟哌利多、西沙必利、静脉用红霉素、咪唑斯汀、长春胺、莫西沙星等）联用的患者，会增加室性心律失常风险尤其是尖端扭转型室性心动过速	1. 使用期间避免使用含酒精的饮料和药物。 2. 与能引起心率减慢的药物如钙通道阻滞剂、β受体拮抗剂、洋地黄、抗胆碱酯酶药等合用应谨慎。用药前应核查Q-T间期，使用期间应监测心电图。 3. 与降低血钾的药物合用，如利尿剂、两性霉素B（静脉用）、糖皮质激素、应使用前应纠正低钾血症，使用期间应进行心电图、电解质和临床的监测。 4. 与抗高血压药合用，可增加直立性低血压风险。 5. 与其他中枢神经系统抑制药合用，会增加中枢镇静作用。 6. 治疗帕金森病患者，可与左旋多巴合用，但两者均需采用最小剂量。 7. 本药禁与左旋多巴以外的多巴胺能激动剂联用，如溴隐亭、金刚烷胺、普拉克索、溴隐亭、吡贝地尔等	1. 一旦出现恶性综合征，应立即停止抗精神病药以及其他非必须使用的药物治疗并进行相应的处理。 2. 可延长Q-T间期，与剂量有关。长期使用应监测心电图。 3. 对于有癫痫病史患者，服用氨磺必利期间应行细致监控。 4. 明确有糖尿病或有糖尿病风险患者，服用氨磺必利期间应定期监测血糖。 5. 用药期间小心驾驶车辆，操作机械或高空作业

【参考文献】

[1] 郝伟,陆林.精神病学.8 版.北京:人民卫生出版社,2018.
[2] 陆林.沈渔邨精神病学.6 版.北京:人民卫生出版社,2018.
[3] 江开达.精神药理学.2 版.北京:人民卫生出版社,2011.
[4] 中华医学会.精神分裂症防治指南.2 版.北京:北京大学医学出版社,2010.

审方实操案例

审方实操案例使用步骤：

1. 阅读门诊处方或者医嘱。

2. 在审方思维训练卡中规范性审核"□"勾选相应问题。

3. 在适宜性审核的表格中填写答案。

第二代抗精神病药审方实操案例

门诊处方

×× 省 ×× 医院处方			
姓名:彭某某	性别:男	年龄:61 岁	日期:20191104
科室:精神科	处方号:×××××××		医保属性:自费
身份证号:××××××		单位或住址:××××××	
诊断:未分化型精神分裂症			
Rp:			
药名	规格和数量	单次用量	用法
氯氮平片	25mg×100 片 ×2 瓶	75mg/ 次	口服,2 次 /d
富马酸喹硫平片	0.1g×30 片 ×3 盒	0.5g/ 次	口服,2 次 /d
阿立哌唑口崩片	5mg×20 片 ×2 盒	15mg/ 次	口服,1 次 /d
丙戊酸镁缓释片	0.5g×30 片 ×2 瓶	0.5g/ 次	口服,2 次 /d
处方医师:×××	审核药师:×××	调配药师:×××	

审方思维训练卡

一、规范性审核(在相应的方框内打钩)

□ 处方内容缺项。

□ 医师签名、签章不规范。

□ 新生儿、婴幼儿处方未写明日龄、月龄或体重。

☐ 西药、中成药与中药饮片未分别开具处方。

☐ 未使用药品规范名称开具处方。

☐ 用法、用量使用"遵医嘱""自用"等含混不清字句。

☐ 开具处方未写临床诊断或临床诊断书写不全。

☐ 单张处方超过 5 种药品。

☐ 门诊处方超过 7 日用量,急诊处方超过 3 日用量。

二、适宜性审核(在表格内填写存在的问题)

药名	适应证	禁用 / 慎用	剂型 / 给药途径	用法用量	重复用药 / 相互作用
氯氮平片					
富马酸喹硫平片					
阿立哌唑口崩片					
丙戊酸镁缓释片					

参考答案:

该处方为用药不适宜处方。

√ 用法用量不适宜:富马酸喹硫平日剂量最高应为 800mg,分 2~3 次服用。该处方超剂量。

√ 联合用药不适宜:患者 61 岁,联用 3 种抗精神病药增加药物的不良反应风险,且氯氮平与富马酸喹硫平化学结构相似。

审方依据:

1. 富马酸喹硫平片药品说明书。

2. 氯氮平片药品说明书。

3. 陆林 . 沈渔邨精神病学 .6 版 . 北京:人民卫生出版社,2018.

4. 江开达 . 精神药理学 .2 版 . 北京:人民卫生出版社,2011.

第七章
抑郁障碍

第一节　抑郁障碍概述

一、流行病学

抑郁障碍是一类以情绪低落为主要表现的疾病总称,伴有不同程度的认知和行为改变,可伴有精神病性症状,如幻觉、妄想等。多数为急性或亚急性起病,好发于秋冬季,女性患病率高于男性(约 2 : 1)。平均起病年龄为 20~30 岁,但每个年龄段均有罹患可能。据世界卫生组织(2017 年)调查统计,抑郁障碍的全球平均患病率为 4.4%。但由于疾病定义、诊断标准、流行病学调查方法和工具不同,不同国家和地区所报道的患病率差异较大。2019 年北京大学第六医院黄悦勤团队报道的于 2012 年启动的中国(除港澳台地区)31 个省、自治区及直辖市精神障碍流行病学调查初步结果显示,抑郁障碍的终身患病率为 6.9%,年患病率为 3.6%。

二、临床表现和分型

1. **临床表现**　抑郁障碍的临床表现可分为核心症状、心理症状群与躯体症状群三个方面。三者常常相互重叠,也可能只以某一两种症状为突出表现。

(1)核心症状:为抑郁障碍的主要表现。

1)情绪低落:主要表现为自我感受或他人观察到的显著而持久的情绪低落和抑郁悲观。

2)兴趣减退:对各种以前喜爱的活动或事物兴趣下降或缺乏兴趣,任何事都提不起劲儿。

3)快感缺失:丧失了体验快乐的能力,不能从平日从事的活动中获得乐趣,即使从事自己以前喜欢的事情或工作也体会不到任何快感。

(2)心理症状群

1)思维迟缓:表现为思维联想速度缓慢,自我感觉脑子反应迟钝。临床可见主动言语减少、语速减慢,严重者甚至无法正常与他人交流。

2)认知功能损害:最常见的主诉症状。表现为近事记忆力下降、注意力下降、抽象思维能力差、学习困难等。

3)负性认知模式:认知模式特点为负性的、扭曲的。无论对自己、对所处世界还是对未来都存在负性的认知,产生无用、无助和无望的"三无"症状。

4）自责自罪：在悲观失望的基础上，患者对自己产生深深的内疚甚至罪恶感。

5）自杀观念和行为：患者常常伴有消极自杀的观念和行为，最终会有 10%~15% 死于自杀。

6）精神运动性迟滞或激越：精神运动性迟滞是指行为和言语活动显著减少，表现为行为迟缓、生活懒散、不与人沟通、不顾及个人卫生等。精神运动性激越则相反，指动作行为和言语活动显著增加，大脑持续处于紧张状态，表现为烦躁、搓手顿足、坐立不安等。

7）焦虑：焦虑与抑郁常常伴发，并成为抑郁障碍的主要症状之一。

8）精神病性症状：严重的患者可出现幻觉或妄想等精神病性症状。

9）自知力缺乏：多数患者自知力完整，但有些严重患者的自知力不完整甚至缺乏。

（3）躯体症状群

1）睡眠障碍：最常伴随的躯体症状之一。表现形式多样，包括入睡困难（最多见）、睡眠轻浅多梦、早醒、睡眠感缺失等。

2）饮食及体重障碍：主要表现为食欲下降和体重减轻。

3）精力丧失：表现为无精打采、疲乏无力、懒惰。

4）抑郁情绪昼重夜轻：抑郁情绪在晨起后加重。

5）性功能障碍：多数存在性欲的减退乃至完全丧失。

6）其他非特异性躯体症状：以其他躯体症状作为主诉，长期在综合医院门诊反复就诊，被诊断为各种自主神经功能紊乱，最后转到精神专科就诊。

2. 临床分型

（1）抑郁障碍：抑郁发作是最常见的抑郁障碍，表现为单次发作或反复发作，病程迁延，具有较高的复发风险。

（2）恶劣心境：过去称抑郁性神经症，持久的心境低落状态为主的轻度抑郁，从不出现躁狂或轻躁狂发作。患者具有求治意识，生活不受严重影响，通常起病于成年早期，持续数年。

（3）混合性抑郁和焦虑障碍：在 2018 年发布的《国际疾病分类》（第 11 版）（ICD-11）首次出现，主要表现是焦虑与抑郁症状持续几天，但不足 2 周，分开考虑任何一组症状群的严重程度和 / 或持续时间均不足以符合相应的诊断。

三、治疗原则

抑郁障碍的治疗，主要包括药物治疗、心理治疗、物理治疗及其他疗法。其中抗抑郁药治疗是当前各种抑郁障碍的主要治疗手段，其遵循的主要原则如下。

1. 全病程治疗 抑郁障碍复发率高达 50%~80%，其中 50% 的患者在疾病发生后 2 年内复发。因此目前提倡全病程治疗。

（1）急性治疗期（8~12 周）：控制症状，尽量达到临床治愈与促进功能恢复，提高患者生活质量。

（2）巩固期治疗（13~36 周）：病情不稳定，复发风险较大。继续保持急性期有效的治疗方案、药物剂量、使用方法不变。

（3）维持期治疗：维持时间的研究尚不充分，倾向于至少 2~3 年，多次复发（3 次）或以上以及有明显残留症状者建议长期维持治疗。

2. 个体化合理用药 遵循个体化原则，结合临床综合因素，从安全性、有效性、经济性、适当性等角度为患者选择合适的药物和剂量。对多数患者而言,抗抑郁药的治疗效果,在不同类别之间和同一类别之内,总体上是相当的,有效率通常为50%~75%。但其在特定不良反应如性功能障碍、镇静或体重增加方面仍存在差异。因此,抗抑郁药的初始选择将极大地取决于药物的耐受性、安全性和费用,其他因素包括患者喜好、既往用药史、药物半衰期、共患精神疾病及躯体疾病,以及药物相互作用。目前,大多数患者的最佳选择是选择性5-羟色胺再摄取抑制剂(SSRI)、5-羟色胺和去甲肾上腺素再摄取抑制剂(SNRI)、米氮平和安非他酮。

3. **量化评估** 治疗前、治疗中要定期对患者进行充分的评估;治疗过程中定期应用实验室检查及精神科量表进行疗效及耐受性、安全性方面的量化评估。

4. **单一用药** 尽可能单一用药。选择适宜的起始剂量,逐步递增剂量,通常在1~2周内达到有效剂量(尽可能采用最小)。服用2周后,如果没有明显改善,但药物剂量仍有上调空间,可根据不良反应和耐受情况,增至足量(有效剂量上限)和足够长的疗程(>4~6周)。如仍无效,可考虑换药。对难治型患者,可选择两种作用机制不同的抗抑郁药联用,但不建议联用两种以上。还可根据具体情况考虑联用锂盐、非典型抗精神病药等。

5. **联盟治疗** 加强疾病及用药宣教,与患者及家属建立信任、密切、支持性的医患联盟合作关系,提高患者治疗依从性。

6. **治疗共病** 积极治疗与抑郁发作共病的焦虑障碍、躯体疾病与物质依赖等。

第二节 抗抑郁药及审方要点

抗抑郁药是一类治疗各种抑郁障碍的药物,但不会提高正常人情绪。此外,也常用于治疗焦虑、惊恐、恐惧、强迫、疑病及慢性疼痛等。抗抑郁药的作用机制,除褪黑素受体激动剂外,均以增强中枢单胺神经递质系统功能为主,包括吲哚胺类的 5- 羟色胺(5-HT)以及儿茶酚胺类的去甲肾上腺素(NE)和多巴胺(DA)。根据作用机制或化学结构的不同分为以下几类:①三环类抗抑郁药(TCA);②单胺氧化酶抑制剂(MAOI);③选择性 5- 羟色胺再摄取抑制剂(SSRI);④5- 羟色胺和去甲肾上腺素再摄取抑制剂(SNRI);⑤去甲肾上腺素和多巴胺再摄取抑制剂(DNRI);⑥选择性去甲肾上腺素再摄取抑制剂(NRI);⑦5- 羟色胺阻滞和再摄取抑制剂(SARI);⑧去甲肾上腺素和特异性 5- 羟色胺抗抑郁药(NaSSA);⑨褪黑素受体激动剂。其中 TCA 和 MAOI 属传统的第一代抗抑郁药,其他均为新型的第二代或第三代抗抑郁药,审方要点见图 7-1~ 图 7-3。

抗抑郁药的药物间相互作用是临床合理使用的关键,也是审方的重点。其对细胞色素 P450 酶的影响见表 7-1,其中舍曲林、(艾司)西酞普兰和文拉法辛对 CYP450 酶抑制作用较弱,导致药物相互作用可能性也较低。

一、三环类抗抑郁药

1. **作用机制** 对中枢受体具有广泛作用,可快速通过阻断 NE 和 5-HT 的再摄取,从而发挥抗抑郁作用。同时还具有较强的抗胆碱、抗肾上腺素 α_1 和抗组胺 H_1 作用。

2. **适应证** 见表 7-2。

表 7-1 抗抑郁药对细胞色素 P450 酶的抑制

	1A2	2C9	2C19	2D6	3A4
氟西汀	++	+	++	+++	+
帕罗西汀	+	+	+	+++	+
舍曲林	+	+	++	++	++
氟伏沙明	+++	++	++	+	++
西酞普兰	+		+	+	
艾司西酞普兰				++	
文拉法辛				+	+
度洛西汀				++	
安非他酮				+++	
米氮平	+				+
丙米嗪	+		+	+	+
阿米替林	+				

表 7-2 三环类抗抑郁药审方要点列表

药物	剂型	适应证	用法用量	特殊人群	禁忌	相互作用	注意事项
阿米替林	片剂	治疗各种抑郁症。镇静作用较强,主要用于治疗焦虑性或激动性抑郁症	口服。成人常用量开始 25mg/次,2~3 次/d,然后根据病情和耐受情况逐渐增至 150~250mg,3 次/d,最高不超过 300mg/d。维持量 50~150mg/d	1. 孕妇慎用。哺乳期妇女使用应停止哺乳。2. 6 岁以下儿童禁用。6 岁以上儿童酌情减量。3. 老年患者从小剂量开始,视病情酌情减量	1. 对 TCA 过敏或本药中成分过敏者。2. 严重心脏病、近期心肌梗死发作史、癫痫、青光眼、尿潴留、甲状腺功能亢进、肝功能损害者	1. 不得与单胺氧化酶抑制剂(MAOI)合用,应在停用 MAOI 后 14 天,才能使用本药。2. 与舒必利合用,有增加室性心动过速风险。3. 与乙醇或其他中枢神经系统抑制药合用时,中枢抑制作用加强。4. 与氟西汀或氟伏沙明合用,可增高两者血药浓度,出现惊厥	1. 使用期间应监测心电图。2. 患者使用期间如有转向躁狂倾向,应立即停药。3. 用药期间不宜驾驶车辆,操作机械或高空作业。4. 前列腺肥大、老年患者或心血管疾病患者慎用

3. **常用药物** 包括阿米替林。

4. **禁用与慎用(共性的)** 已知的 TCA 过敏者;与 MAOI 联用;严重心脏病、近期心肌梗死发作史、癫痫、青光眼、尿潴留患者。

5. **不良反应(常见、严重)** 主要为抗胆碱能作用如口干、尿潴留、便秘等,心血管作用如心动过速、直立性低血压等,镇静、体重增加、转氨酶升高等。

6. **特殊人群用药(共性的)** 可通过母乳分泌,哺乳期妇女使用期间停止哺乳。老年患者用药需谨慎,尤其应关注血压的变化。

审方实操案例

审方实操案例使用步骤:

1. 阅读门诊处方或者医嘱。
2. 在审方思维训练卡中规范性审核"□"勾选相应问题。
3. 在适宜性审核的表格中填写答案。

三环类抗抑郁药审方实操案例

门诊处方

×× 省 ×× 医院处方			
姓名:黎某某	性别:女	年龄:58 岁	日期:20200310
科室:心身医学科	处方号:××××××××		医保属性:自费
身份证号:××××××		单位或住址:××××××	
诊断:1.抑郁症;2.心律失常			
Rp:			
药名	规格和数量	单次用量	用法
阿米替林片	25mg×100 片 ×1 瓶	25mg/ 次	口服,2 次 /d
胺碘酮片	0.2g×10 片 ×2 盒	0.2g/ 次	口服,1 次 /d
处方医师:×××	审核药师:×××	调配药师:×××	

审方思维训练卡

一、规范性审核(在相应的方框内打钩)

□ 处方内容缺项。

□ 医师签名、签章不规范。

□ 新生儿、婴幼儿处方未写明日龄、月龄或体重。

□ 西药、中成药与中药饮片未分别开具处方。

□ 未使用药品规范名称开具处方。

□ 用法、用量使用"遵医嘱""自用"等含混不清字句。

□ 开具处方未写临床诊断或临床诊断书写不全。

□ 单张处方超过 5 种药品。

□ 门诊处方超过 7 日用量,急诊处方超过 3 日用量。

二、适宜性审核(在表格内填写存在的问题)

药名	适应证	禁用 / 慎用	剂型 / 给药途径	用法用量	重复用药 / 相互作用
阿米替林片					
胺碘酮片					

参考答案:

该处方为用药不适宜处方。

√ 遴选药品不适宜:心律失常患者应避免使用三环类抗抑郁药,包括阿米替林,因该类药物本身可致心律失常。

√ 联合用药不适宜:阿米替林在体内主要经 CYP1A2、CYP2C9、CYP2C19 和 CYP2D6 代谢,而胺碘酮是 CYP1A2、CYP2C9 和 CYP2D6 的抑制剂,合用胺碘酮可显著减慢阿米替林的代谢而出现抗胆碱能作用。此外,阿米替林和胺碘酮均可导致 Q-T 间期延长,合用使其发生风险明显增加。联用不适宜。建议医生可选择其他镇静抗抑郁药,如米氮平,该药主要经 CYP3A4 代谢,但使用时需注意其心脏不良反应,最好小剂量使用。

审方依据:

1. 阿米替林片药品说明书。

2. 胺碘酮片药品说明书。

二、选择性 5- 羟色胺再摄取抑制剂

1. **作用机制**　主要是选择性抑制突触前膜上的 5-HT 转运体,阻滞 5-HT 的回收,使突触间隙 5-HT 含量升高。对 NE、H_1、M_1、DA 受体作用轻微。

2. **适应证**　参见表 7-3。

3. **常用药物**　包括氟西汀、舍曲林、帕罗西汀、氟伏沙明、艾司西酞普兰等。

4. **禁用与慎用(共性的)**　对 SSRI 类过敏者禁用;与 MAOI 禁止联用。严重心、肝、肾病患者慎用。慎与锂盐、抗心律失常药、降血糖药、乙醇以及贯叶连翘制剂联用。

5. **不良反应(常见、严重)**　主要有胃肠道反应(恶心、呕吐、腹泻),坐立不安(失眠、不安),性功能障碍(勃起或射精困难、性冷淡)和神经系统反应(偏头痛和紧张性头痛)等。可能增加跌倒风险。

6. **特殊人群用药(共性的)**　因其心血管和抗胆碱能不良反应轻微,老年患者易耐受,使用较广泛。但应从小剂量开始,缓慢增加药物剂量。

表 7-3 选择性 5-羟色胺再摄取抑制剂审方要点列表

药物	剂型	适应证	用法用量	特殊人群	禁忌	相互作用	注意事项
氟西汀	片剂、胶囊剂	1. 抑郁障碍。 2. 强迫症。 3. 神经性贪食症,作为心理治疗的辅助用药,以减少贪食和导泻行为	口服。 可单次或分次给药,其半衰期长,建议单次给药。可与食物同服,也可与早餐同服,应考虑胃肠道刺激,建议早餐后服用。 1. 抑郁障碍 成人及老年人,20~60mg/d。推荐起始剂量20mg/d,若3周仍未见效,应考虑增加剂量。 2. 强迫症 成人及老年人,20~60mg/d。推荐起始剂量20mg/d,若2周仍未见效,10周仍未改善则考虑换药。 3. 神经性贪食症 成人及老年人,推荐剂量为60mg/d	1. 孕妇 生殖安全性的循证医学证据较其他抗抑郁药充分,可优先使用。使用期间,应停止哺乳。所有SSRI中,氟西汀在乳汁中的浓度最高。 2. 儿童 不足18岁不推荐用,但可酌情用于8岁及以上中度抑郁发作(起始10mg/d,1周后增至20mg/d)强迫症7岁及以上(起始剂量10mg/d)。 3. 老年人 部分需减少剂量,增加剂量应谨慎。 4. 肝肾功能损害患者 肝肾功能受损者应减少剂量,或隔日给药。肾功能受损者可用	1. 对本药或其中成分过敏者。 2. 与MAOI、氯米帕明、色氨酸联用的患者	1. 与苯妥英钠合用时,应采用保守的剂量调整策略,并监察临床状态,警惕毒性反应。 2. 与5-羟色胺激动剂(如曲马多、曲坦类)合用可能增加5-羟色胺综合征的风险。与曲坦类合用可增加冠状动脉血管收缩和高血压的风险。 3. 与同样经CYP2D6同工酶系统代谢,且治疗窗很窄的抗抑郁药(如卡马西平、三环类抗抑郁药)合用,后两者血药浓度升高,应降低其使用剂量,并监测血药浓度。 4. 正在服用口服抗凝血药(如华法林)或已知影响血小板功能的药物(如非典型抗精神病药氯氮平、吩噻嗪类、大多数三环类抗抑郁药、阿司匹林、非甾体抗炎药等)的患者,以及既往有出血史的患者,在开始或停止氟西汀治疗时均应接受凝血状况监测,密切观察	1. 治疗早期,疗效未明显期或改变给药方案期,应密切监护患者,直至症状明显好转,以警惕自杀发生。 2. 使用期间可能导致体重减轻。 3. 可影响血糖浓度,出现低血糖、停药后继而出现高血糖,应调整胰岛素和口服降血糖药的剂量。 4. 停药时常发生撤药反应,尤其是突然停药,建议应当在至少1~2周内逐渐减少用量至最终停药。 5. 用药期间不宜驾驶车辆、操作机械或高空作业。 6. 既往有抽搐发作史、躁狂病史、严重心、肝、肾病患者慎用。 7. 慎与锂盐、降血糖药、乙醇以及贯叶连翘制剂联用

续表

药物	剂型	适应证	用法用量	特殊人群	禁忌	相互作用	注意事项
舍曲林	片剂、胶囊剂	1. 用于治疗抑郁障碍的相关症状,包括伴随焦虑,有或无躁狂史的抑郁障碍,也可用于预防抑郁症复发。 2. 用于治疗强迫症,也可用于预防复发	口服:1次/d,早或晚服用均可。可与食物同服,也可独服。 1. 成人 初始治疗,50mg/d。疗效不佳时可增加剂量,调整剂量时间间隔不应短于1周,最大剂量为200mg/d。7天内可见疗效,完全起效需更长的时间,强迫症的治疗尤其如此。 2. 儿童 强迫症,6~12岁,起始剂量应为25mg/次,1次/d,13~17岁,起始剂量应为50mg/次,1次/d。剂量25~200mg/d	1. 孕妇慎用。SSRI中胎盘通透性最低。在乳汁中分泌的浓度较其他SSRI低,不推荐哺乳期妇女使用。 2. 肝功能损害者应减少服药剂量或降低给药频率。 3. 肾功能损害者无须调整剂量	1. 对本药或其中成分过敏者。 2. 与单胺氧化酶抑制剂,匹莫齐特联用的患者	1. 舍曲林与NSAID、华法林或其他可影响血凝血的药物合用存在出血风险,应监测。 2. 与可增强5-羟色胺神经传导作用的药物,如锂剂、色氨酸或5-羟色胺激动剂,或贯叶连翘(金丝桃属)合用时应对应对谨慎进行监护。 3. 不建议舍曲林与乙醇合用。 4. 与苯妥英钠合用时,应适当调整苯妥英钠剂量,并监测其血药浓度。另外,合用可引起舍曲林血药浓度下降。 5. 与西咪替丁合用,可明显降低舍曲林的清除	1. 治疗早期,疗效不明显期或改变给药方案期,应密切监护患者,以警惕自杀发生。 2. 因至今未经批准用于治疗双相情感障碍的抑郁发作,开始治疗之前,谨慎判断是否具有双相的危险。 3. 使用期间,应监测患者血糖,可能需调整降血糖治疗方案。 4. 使用期间一旦发现有症状的低钠血症后应考虑停用舍曲林并采取相应的治疗措施。 5. 用药期间不宜驾驶车辆、操作机械或高空作业。 6. 患有癫痫、闭角型青光眼或有青光眼病史的患者应慎用

续表

药物	剂型	适应证	用法用量	特殊人群	禁忌	相互作用	注意事项
帕罗西汀	片剂、胶囊剂	1. 治疗各种类型的抑郁障碍，包括伴有焦虑的抑郁障碍及反应性抑郁障碍。 2. 治疗强迫性神经症。 3. 治疗或伴有广场恐怖的惊恐障碍。 4. 治疗社交恐怖症/社交焦虑症。 5. 可用于治疗以上疾病，也可用于防止复发	口服，建议每日早餐时顿服。 成人 (1) 抑郁障碍：一般剂量为 20mg/d。服用 2~3 周后可适当每周以 10mg 量递增，根据国外经验最大量可达 50mg/d。 (2) 强迫性神经症：一般剂量为 40mg/d，初始剂量为 20mg/d，每周以 10mg 量递增，根据国外经验最大量可达 60mg/d。 (3) 惊恐障碍：一般剂量为 40mg/d，初始剂量为 10mg/d，每周以 10mg 量递增，最大剂量可达 50mg/d。 (4) 社交恐怖症/社交焦虑症：一般剂量为 20mg/d，若无反应，可每周以 10mg 量递增，根据国外经验最大剂量可达 50mg/d。	1. 孕妇慎用。在乳汁中分泌的浓度相对较低。哺乳期妇女使用本药时仍需停止哺乳。 2. 老年患者，起始剂量应与成人起始剂量相同，可根据反应，量递增至每日最大剂量 40mg	1. 对本药或其中成分过敏者。 2. 与单胺氧化酶抑制剂（包括利奈唑胺，一种非选择性的单胺氧化酶抑制剂）。2 周内，两药不可重合使用。 3. 与硫利哒嗪合用的患者，帕罗西汀可引起硫利哒嗪的血浆浓度使用增高，单独使用硫利哒嗪可导致 Q-Tc 间期延长，并伴有严重的室性心律不齐，甚至猝死。 4. 与匹莫齐特合用的患者，其治疗窗较窄并可延长 Q-T	1. 和阿米替林、5-羟色胺能药物（如色氨酸、曲马多、SSRI、锂、芬太尼和贲巴西泮制剂）合用可能导致 5-HT 相关效应的发生，应谨慎并密切监测。 2. 与利那丰合用会显著降低帕罗西汀血浆浓度，应调整剂量。 3. 帕罗西汀可抑制 CYP2D6，与经该酶代谢的药物（如三环类抗抑郁药、吩噻嗪类精神安定药物、I c 类抗心律失常药和美托洛尔）合用，可导致此类药物血药浓度升高。 4. 与三环类抗抑郁药合用，需减少 TCA 剂量，并监测其浓度。 5. 与他莫昔芬（需 CYP2D6 代谢激活的前体药物）合用，可导致他莫昔芬血药浓度降低，疗效减弱。	1. 治疗早期，疗效不明显期或改变给药方案期，应密切监护患者，以警惕自杀发生。 2. 治疗期间患者骨折风险有所增加，尤其是治疗早期。 3. 一旦出现恶性综合征，其特征为高热、强直，肌阵挛、意识改变等，应停用本药，并采取对症治疗。 4. 使用期间，注意血小板和黏膜出血状况，如一旦发现有出血症，立即向医生报告。 5. 使用期间可出现低钠血症，出现有症状的低钠血症后应考虑停用并采取相应的治疗措施。 6. 用药期间不宜驾驶车辆，操作机械或高空作业。 7. 房角变窄的青光眼、癫痫患者慎用

续表

药物	剂型	适应证	用法用量	特殊人群	禁忌	相互作用	注意事项
帕罗西汀			改变至少有1周的间歇期。 2. 停药，不宜突然停药。以周为间隔逐渐减量，每周上周的日用剂量比上周的日用剂量减少10mg，每周减量1次。当减至20mg/d时，可按该剂量继续用药1周然后停药。 3. 肝肾功能损害者 严重肾功能损害者（肌酐清除率<30ml/min）或肝功能损害的患者，推荐剂量为20mg/d，最终剂量限制在低限		同期，与帕罗西汀合用可导致齐莫匹莫齐特血药浓度升高	6. 与另一种与蛋白高度结合的药物合用时，不良事件发生风险增加。 7. 正在服用口服抗凝功能的药或影响血小板功能的药物（如氯氮平、阿司匹林、非甾体抗炎药等），以及既往有出血史的患者，增加出血风险，应密切观察并监测	
氟伏沙明	片剂	1. 抑郁发作。 2. 强迫症	口服。宜用水吞服，不应咀嚼。 1. 抑郁症 推荐起始剂量为50mg/d或100mg/d，晚上一次服用。常用有效剂量为100mg/d，日应根据个人反应调节。可隔4~7天逐渐增加50mg至有效，最大剂量不超过300mg/d。建议大	1. 孕妇慎用。哺乳期妇女使用期间禁止哺乳。 2. 老年患者，常规每日用量与正常成人无明显差异，应上调剂量时，应相对缓慢，并开始终谨慎用药。 3. 肝肾功能损害患者，起始剂量应较低	1. 对本药或其中成分过敏者。 2. 与替扎尼定、硫利哒嗪、阿洛司琼、匹莫齐特和MAIO合用的患者。 3. 与特非那定、阿司咪唑、西沙必利合用的患者，可导致	1. 使用期间避免摄入酒精。 2. 和5-羟色胺能药物（如多、SSRI、锂、芬太尼和贾叶连翘制剂）合用可能导致5-羟色胺综合征的发生，应谨慎并密切监测。 3. 可抑制数种CYP同工酶活性。与治疗指数低、治疗窗窄的经CYP代谢	1. 治疗早期，疗效不明显期或改变给结药方案期，应密切监护患者，以警惕自杀发生。 2. 开始治疗之前，应当对有抑郁症状的患者进行充分的筛查，以确定他们是否具有双相情感障碍的危险。因为本药尚未经批准用于治疗双相情感障碍。

续表

药物	剂型	适应证	用法用量	特殊人群	禁忌	相互作用	注意事项
氯伏沙明			于100mg/d时,分2次给药。若两次给药剂量不等,应在睡前服用较大的一次剂量。预防复发的推荐剂量为100mg/d。 2. 强迫症 推荐起始剂量50mg/d,服用3~4天。逐渐增量直至有效剂量,通常有效剂量在100~300mg/d。 (1)成人最大剂量为300mg/d。剂量不超过100mg/d者,最好在睡前一次服完。超过150mg/d者,可分2~3次服。 (2)8岁以上儿童和青少年最大剂量200mg/d。推荐起始剂量为25mg/d,可隔4~7天渐增25mg逐步达到最大治疗效果。建议总量大于50mg/d,分2次给药,两次给药剂量不等,应在睡前服用较大的一次剂量	并密切监控。肝功能损害患者应考虑降低剂量。肾功能损害者可用	Q-T间期延长/尖端扭转型室性心动过速	酶代谢的药物(如华法林、苯妥英、茶碱、卡马西平、氯氮平)合用,后者血药浓度显著升高,需调整用药剂量,并监测血药浓度。 4. 尽量避免与三环类抗抑郁药合用。 5. 氟伏沙明可提高普萘洛尔的血药浓度,合用时建议减少后者剂量。 6. 与华法林合用,后者血浆浓度明显增加且凝血时间延长。因此合用时应监测凝血时间并调整氟伏沙明剂量。 7. 正在服用口服抗凝血药或已知影响血小板功能的药物(如氯氮平、阿司匹林、非甾体抗炎药等),以及既往有出血史的患者,增加出血风险,应密切观察并合并监测	3. 肝功能正常的患者服药后出现转氨酶升高,且多伴临床症状,一旦出现,立即停药。 使用期间可出现低钠血症,一旦发现有低钠血症后应考虑停药并采取相应的治疗措施。 4. 使用期间,应监测患者血糖以及是否出现血糖波动的症状和体征,可能需调整胰岛素和口服降血糖药的剂量。 5. 使用期间,注意皮肤和黏膜出血状况,一旦发现皮肤紫癜、淤斑和紫癜等,立即向医生报告。 6. 使用期间可出现心率减慢,注意监测心电图。 7. 用药期间不宜驾驶车辆、操作机械或高空作业。 8. 有躁狂史、癫痫史患者慎用

续表

药物	剂型	适应证	用法用量	特殊人群	禁忌	相互作用	注意事项
艾司西酞普兰	片剂	1. 抑郁障碍。 2. 伴有或不伴有广场恐怖症的惊恐障碍	口服，可与食物同服。 1. 抑郁障碍　1 次/d，常用剂量为 10mg/d，根据患者的个体反应，最大剂量可以增加至 20mg/d。通常 2~4 周可获得疗效。症状缓解后，应持续至少 6 个月以巩固疗效。 2. 伴有或不伴有广场恐怖症的惊恐障碍　1 次/d，建议起始剂量为 5mg/d，持续 1 周后剂量增加至 10mg/d。最大剂量可以增加至 20mg/d。治疗约 3 个月可获得疗效。建议持续治疗。 3. 肝功能受损　轻中度肝功能受损者（肌酐清除率<30ml/min）不用调整剂量。严重肾功能损者慎用。 4. 肾功能受损　轻中度肾功能受损者慎用。 5. CYP2C19 的慢代谢者建议起始剂量 5mg/d，持续治疗 2 周，酌情增至 10mg/d	1. 孕妇慎用。哺乳期妇女使用期间禁止哺乳。 2. 不适用于 18 岁以下患者。 3. 老年患者（>65 岁）推荐常规起始剂量的半量开始治疗，最大剂量也相应降低	1. 对本药或其中成药过敏者。 2. 与非选择性不可逆性 MAOI 合用的患者，以防 5-羟色胺综合征出现。停用 MAOI 14 天后才可开始使用本药。停止本药治疗至少间隔 7 天，才可开始使用 MAOI。 3. 与可逆性、非选择性 MAOI（利奈唑胺）合用的患者。 4. 与匹莫齐特合用的患者，以防 Q-Tc 间期延长。 5. 在已知有 Q-T 间期延长或先天性 Q-T 间期综合征的患者	1. 与 5-羟色胺能药物（曲马多、曲坦类药物）合用，可出现 5-羟色胺综合征风险，需加强监测。 2. 可降低癫痫发作阈值，与能降低发作阈值的抗抑郁药、精神安定类药物合用时应谨慎。 3. 正在服用口服抗凝血药或或已知影响血小板功能的药物（如氯氮平、吩噻嗪类、非典型抗精神病药等），以及既往有出血史的患者，应密切观察并监测。 4. 与 SSRI、锂盐、贯叶连翘制剂等合用可增加不良反应的发生。 5. 与 CYP2C19 抑制剂奥美拉唑、西咪替丁合用可导致本药血药浓度显著升高。 6. 本药是 CYP2D6 的抑制剂，与主要经 CYP2D6 代谢的药物，如美托洛尔、氟卡尼、普罗帕酮等，合用时应谨慎并调整剂量	1. 停止治疗时，注意观察停药反应，尤其在突然停药时。 2. 治疗期间可致低血钠风险的增加，可能是抗利尿激素的异常分泌引起，老年患者、肝硬化患者或其他可能引起低钠血症的药物合用等高风险患者，应谨慎。 3. 治疗的前几周内，可能会出现静坐不安、精神运动性不安。 4. 可诱发癫痫发作，若使用时应停止。使用治疗期间，患者首次癫痫发作或癫痫的患者癫痫发作频率增加，应停止。 5. 糖尿病患者中，治疗期间可能会改变血糖控制，必要时需调整胰岛素和/或口服降血糖药的剂量。 6. 对驾驶和操作机器存在轻度或中度影响

审方实操案例

审方实操案例使用步骤:

1. 阅读门诊处方或者医嘱。
2. 在审方思维训练卡中规范性审核"□"勾选相应问题。
3. 在适宜性审核的表格中填写答案。

选择性 5- 羟色胺再摄取抑制剂审方实操案例

门诊处方

×× 省 ×× 医院处方			
姓名:刘某	性别:男	年龄:50 岁	日期:20180102
科室:精神科(男)	处方号:× × × × × × × ×		医保属性:自费
身份证号:× × × × × ×		单位或住址:× × × × × ×	
诊断:1. 抑郁发作;2. 冠心病			
Rp:			
药名	规格和数量	单次用量	用法
帕罗西汀片	20mg×10 片 ×3 盒	40mg/ 次	口服,1 次 /d,早餐时顿服
美托洛尔缓释片	47.5mg×7 片 ×2 盒	47.5mg/ 次	口服,1 次 /d,空腹晨服
处方医师:× × ×	审核药师:× × ×	调配药师:× × ×	

审方思维训练卡

一、规范性审核(在相应的方框内打钩)

□ 处方内容缺项。

□ 医师签名、签章不规范。

□ 新生儿、婴幼儿处方未写明日龄、月龄或体重。

□ 西药、中成药与中药饮片未分别开具处方。

□ 未使用药品规范名称开具处方。

□ 用法、用量使用"遵医嘱""自用"等含混不清字句。

□ 开具处方未写临床诊断或临床诊断书写不全。

□ 单张处方超过 5 种药品。

□ 门诊处方超过 7 日用量,急诊处方超过 3 日用量。

二、适宜性审核(在表格内填写存在的问题)

药名	适应证	禁用/慎用	剂型/给药途径	用法用量	重复用药/相互作用
帕罗西汀片					
美托洛尔缓释片					

参考答案：

该处方为用药不适宜处方。

√ 联合用药不适宜：帕罗西汀是 CYP2D6 强抑制剂，可以减慢美托洛尔经 CYP2D6 的代谢而导致严重的房室传导阻滞。联用不适宜。建议医生选择对 CYP450 酶抑制作用弱且无心脏不良反应的舍曲林。

审方依据：

1. 帕罗西汀片药品说明书。
2. 美托洛尔缓释片药品说明书。

三、5- 羟色胺和去甲肾上腺素再摄取抑制剂

1. **作用机制** 双重抑制神经突触前膜 5-HT 和 NE 的再摄取，使脑内 5-HT 和 NE 含量升高，从而发挥抗抑郁作用。同时具有轻度的 DA 再摄取抑制作用，对组胺、胆碱以及肾上腺素受体几乎无亲和力。

2. **适应证** 抑郁障碍、广泛性焦虑障碍。

3. **常用药物** 包括文拉法辛、度洛西汀(表 7-4)。

4. **禁用与慎用(共性的)** 对 SNRI 类过敏者禁用，与 MAOI 禁止联用。

5. **不良反应(常见、严重)** 与 SSRI 类似，主要为恶心、呕吐、性功能障碍等。此外，存在与去甲肾上腺素活动相关的不良反应，如血压升高、口干、便秘、多汗等。

6. **特殊人群用药(共性的)** 孕妇使用时可能引起子痫前期。老年患者用药无须调整剂量，但需谨慎。

表 7-4　5-羟色胺和去甲肾上腺素再摄取抑制剂审方要点列表

药物	剂型	适应证	用法用量	特殊人群	禁忌	相互作用	注意事项
文拉法辛	片剂、胶囊剂	1. 治疗抑郁障碍（包括伴有焦虑的抑郁症）。 2. 治疗广泛性焦虑障碍	口服,在早晨或晚间相对固定时间和食物同时服用,1次/d。 1. 抑郁障碍　推荐起始剂量为75mg/d,1次/d。部分患者可能需起始剂量为75mg治疗4～7天。建议加量时,以75mg为加量幅度,加量间隔4天以上。允许2周以上的时间进行药物调定。 2. 广泛性焦虑障碍　同上。 3. 肝功能受损者　肝硬化轻度或中度肝功能不全者,每天总剂量必须减少50%。对于有些患者,有必要将剂量减少50%以上。 4. 肾功能受损者　肾功能不全患者(GFR=10～70ml/min),每天总剂量必须减少25%～50%。接受透析治疗的患者,每天总剂量必须减少50%	1. 孕妇慎用。本药可由母乳分泌,故哺乳期妇女禁用。 2. 老年患者无须调整剂量,但用药应谨慎。 3. 肝肾功能障碍患者慎用或减少用量	1. 对本药或其中成分过敏者。 2. 同时服用MAOI的患者,在停用MAOI后至少14天内不得开始使用文拉法辛。对于逆性单胺氧化酶抑制剂,此间期可相应缩短(参考可逆性单胺氧化酶抑制剂的说明书;停用文拉法辛至少7天后方可开始以MAOI进行治疗。 3. 用于正在接受利奈唑胺或静脉亚甲蓝等MAOI治疗的患者,因为这样可增加5-羟色胺综合征的风险	1. 与β受体拮抗剂普萘洛尔、美托洛尔或三环类抗抑郁药、抗心律失常药普罗帕酮等合用时,可竞争性抑制文拉法辛的代谢,应谨慎。 2. 与CYP2D6和CYP3A4双重抑制剂合用时需谨慎。 3. 与奎尼定合用时,可使文拉法辛血药浓度升高。 4. 与西咪替丁合用时,可使文拉法辛血药清除率降低。 5. 与其他作用于5-羟色胺系统的药物合用时,发生5-羟色胺综合征的风险增加。 6. 与非甾体抗炎药、阿司匹林、华法林或其他影响凝血的药合用时,出血风险增加,应注意监测。 7. 尽量避免与其他可延长Q-Tc间期的药物合用。 8. 使用期间应避免饮酒。	1. 使用期间应监测血压,必要时考虑停药。 2. 可能会影响糖尿病患者血糖水平,必要时需调整降血糖药剂量。 3. 使用期间导致口干,可能会增加龋齿风险,建议注意口腔卫生。 4. 开始使用前的几周可能出现静坐不能,出现症状后应控制剂量。 5. 停药时应逐渐减少剂量,已应用6周或更长时间者,应在2周内逐渐减量。 6. 一旦患者出现转向躁狂发作倾向时应立即停药。 7. 老年患者、服用利尿剂的患者和由于其他原因导致的低血容量者,出现低钠血症的风险较大,应注意监测。 8. 用药期间不宜驾驶车辆、操作机械或高空作业。 9. 闭角型青光眼、癫痫、严重心脏病、高血压、甲状腺疾病、血液病患者慎用

续表

药物	剂型	适应证	用法用量	特殊人群	禁忌	相互作用	注意事项
度洛西汀	片剂、胶囊剂	1. 治疗抑郁症。 2. 治疗广泛性焦虑障碍。 3. 治疗慢性肌肉骨骼疼痛	口服。吸收不受食物影响。目前临床用药均为肠溶制剂,应整片吞服,既不能嚼碎或压碎,也不能洒在食物上或混在饮料中。 1. 抑郁症 推荐剂量为40mg/d(20mg,2次/d)。部分患者需以30mg/d为起始剂量连续1周给药,适应后增加至60mg,1次/d。 2. 广泛性焦虑障碍 成人,推荐起始剂量为60mg/d。部分患者需以30mg/d为起始剂量连续1周给药,适应后增加至60mg,1次/d。如有必要,可按增30mg/d,1次/d,增加至120mg/d	1. 哺乳期妇女不推荐用药期间哺乳。 2. 老年患者 无需调整剂量。但使用时应慎重,增加剂量时应小心。 3. 肝功能受损者 建议任何肝功能受损者均应避免使用。 4. 肾功能受损者 晚期肾脏疾病(需透析)患者或严重肾功能损害(肌酐清除率<30ml/min)患者,不推荐使用本药	1. 对本药或其中成分过敏者。 2. 与MAOI联用的患者。 3. 用于未经治疗的闭角型青光眼患者	1. 与强CYP1A2抑制剂(如氟伏沙明、西咪替丁、环丙沙星)合用,度洛西汀的血药浓度显著升高。因此,度洛西汀的血药浓度不宜增加。 2. 与强CYP2D6抑制剂合用,度洛西汀血药浓度显著升高。 3. 度洛西汀可可与血浆蛋白高度结合,正接受其他血浆蛋白结合度高的药物治疗的患者,使用度洛西汀时,可能会增加其他药物游离浓度,导致不良反应发生	1. 度洛西汀有增加肝脏转氨酶升高的风险,与酒精的相互作用可能引起肝损害或加剧已有的肝病恶化,因此通常不用于有习惯性饮酒和慢性肝病患者。 2. 可引起血压升高,开始治疗前应测量血压,治疗后应定期监测。 3. 由于度洛西汀在酸性介质中迅速水解成苯酚,有胃排空减慢的患者(如糖尿病患者)应注意避免使用。 4. 既往有躁狂史、癫痫史、已稳定的闭角型青光眼患者慎用

审方实操案例

审方实操案例使用步骤：

1. 阅读门诊处方或者医嘱。
2. 在审方思维训练卡中规范性审核"□"勾选相应问题。
3. 在适宜性审核的表格中填写答案。

5- 羟色胺和去甲肾上腺素再摄取抑制剂审方实操案例

门诊处方

×× 省 ×× 医院处方			
姓名：孔某	性别：男	年龄：30 岁	日期：20170311
科室：心身医学科	处方号：××××××××		医保属性：自费
身份证号：××××××		单位或住址：××××××	
诊断：1. 抑郁症；2. 慢性乙型肝炎；3. 慢性肝纤维化			
Rp:			
药名	规格和数量	单次用量	用法
度洛西汀肠溶胶囊	60mg×14 粒 ×1 盒	60mg/ 次	口服，1 次 /d
恩替卡韦片	0.5mg×7 片 ×1 盒	0.5mg/ 次	口服，1 次 /d
处方医师：×××	审核药师：×××	调配药师：×××	

审方思维训练卡

一、规范性审核（在相应的方框内打钩）

□ 处方内容缺项。

□ 医师签名、签章不规范。

□ 新生儿、婴幼儿处方未写明日龄、月龄或体重。

□ 西药、中成药与中药饮片未分别开具处方。

□ 未使用药品规范名称开具处方。

□ 用法、用量使用"遵医嘱""自用"等含混不清字句。

□ 开具处方未写临床诊断或临床诊断书写不全。

□ 单张处方超过 5 种药品。

□ 门诊处方超过 7 日用量,急诊处方超过 3 日用量。

二、适宜性审核(在表格内填写存在的问题)

药名	适应证	禁用 / 慎用	剂型 / 给药途径	用法用量	重复用药 / 相互作用
度洛西汀肠溶胶囊					
恩替卡韦片					

参考答案:

该处方为用药不适宜处方。

√ 遴选药品不适宜:慢性肝炎和肝硬化患者应避免使用度洛西汀。

审方依据:

度洛西汀肠溶胶囊药品说明书。

四、其他抗抑郁药

1. **作用机制** 除阿戈美拉汀是作用于褪黑素受体(MT)的 MT_1 和 MT_2 受体激动剂以及 5-HT_{3C} 受体拮抗剂外,其他抗抑郁药则均是作用于中枢单胺神经递质系统。如安非他酮,既有 DA 再摄取抑制作用,又有激动 DA 的特性,长期大剂量服用可使 β 肾上腺素受体下调。曲唑酮则既可阻断 5-HT 受体又选择性抑制 5-HT 再摄取。而米氮平主要是拮抗 NE 神经元突触末梢的肾上腺素 α_2 受体,以增加 NE 和 5-HT 的释放,还对 5-HT_2 和 H_1 受体具有阻断作用。

2. **适应证** 参见表 7-5。

3. **常用药物** 包括安非他酮、米氮平、曲唑酮、氟哌噻吨美利曲辛、阿戈美拉汀。

4. **禁用与慎用(共性的)** 禁用于:①对药物或其中成分过敏者;②严重肝功能不全者;③严重心脏病或心律失常者;④意识障碍者。慎用于:①心脏病患者;②癫痫患者;③高血压患者。

5. **不良反应(常见、严重)** 安非他酮常见失眠、恶心、口干;米氮平常见食欲增加、体重增加、口干、过度镇静;曲唑酮常见困倦、直立性低血压;阿戈美拉汀常见恶心、头晕、转氨酶升高等。

6. **特殊人群用药(共性的)** 孕妇使用时可能引起子痫前期。老年患者用药需谨慎,尤其应关注血压的变化。

表 7-5 其他抗抑郁药审方要点列表

药物	剂型	适应证	用法用量	特殊人群	禁忌	相互作用	注意事项
安非他酮	片剂	1.治疗抑郁障碍。2.辅助治疗戒烟	口服。速释剂两次用药间隔不得少于6小时。缓释剂两次用药间隔不得少于8小时。1.抗抑郁 起始剂量为75mg/次,2次/d(早晚各1次),服用至少3天后,可逐渐增大剂量到75mg/次,3次/d(早中晚各1次),可逐渐增加至300mg/d的常用剂量,3次/d。加量过程中,3天内增加剂量不得超过100mg/d。最大剂量为450mg/d,3次/d。2.戒烟 常为缓释剂,用药开始1~3天为150mg/次,1次/d。随后第4~7天改为150mg/次,2次/d。疗程7~12周或更长,最大推荐剂量为300mg/d,分2次服用。若治疗7周后仍不见效则停止使用,停药时无须逐渐减量	1.本药可通过乳汁分泌,哺乳期妇女不宜使用。2.老年患者慎用,部分需降低剂量,同时监测肾功能。3.肝脏损害患者慎用。在必须使用时,轻中度肝硬化患者应减少用药次数,重度肝硬化患者隔日用药,总药量不应超过150mg。4.肾脏损害患者慎用。必须使用时应减少用药次数	1.对本药或其成分过敏者。2.癫痫发作,突然戒酒或停用镇静剂的患者。3.现在或既往诊断为贪食症或厌食症的患者,因安非他酮普通片可诱发厌食症发作。4.与单胺氧化酶抑制剂合并应用的患者。单胺氧化酶抑制剂与本品的服用间隔应该为14天	1.主要由CYP2B6代谢,因此与其他影响该酶的抗肿瘤药如噻替派等存在潜在的相互作用。2.属于CYP2D6酶抑制剂,因此与经此酶代谢的药物合用时应慎重,如抗抑郁药,β受体拮抗剂,抗精神病药,抗心律失常药等。3.MAOI,苯乙肼可增加安非他酮的急性毒性。禁止合用。4.与左旋多巴合用,不良反应发生率升高,合用时应谨慎。5.与降低癫痫发作阈值的药物(如抗精神病药,抗抑郁药,茶碱等,全身应用类固醇)或突然中断苯二氮䓬类药物合用时应极其小心	1.安非他酮有致癫痫可能,且与剂量明显相关,因此每天总药量不得超过450mg/d,分3次服用,≤150mg/次。脑外伤,中枢神经系统肿瘤,重度肝硬化,以及使用抗抑郁药,苯二氮䓬类,苯巴妥类固醇类药物等患者,使用时应注意监测癫痫发生。2.可能导致失眠,因此应避免在睡觉前服用。3.在服药过程中出现精神症状,如幻觉,错觉,注意力不能集中,偏执等,应减量或停药。4.曾有过敏史或出现过过敏反应(如皮疹,瘙痒,荨麻疹,胸闷,水肿,呼吸急促),过敏体质患者慎用,以及心脏病患者慎用

续表

药物	剂型	适应证	用法用量	特殊人群	禁忌	相互作用	注意事项
米氮平	片剂	治疗抑郁症	口服。随水吞服，不应咀嚼、碎。宜 1 次/d（最好临睡前用）。也可分次服用（如早晚各 1 次，夜间应服用较高剂量）。 成人：有效剂量通常为 15～45mg。起始剂量为 15mg 或 30mg。通常在用药 1～2 周后起效。当服用药物适量时，2～4 周内应有疗效。若疗效不明显，可将剂量增加直至最大剂量。2～4 周仍无效，则应停用	1. 哺乳期妇女 本药通过乳汁分泌，哺乳期妇女不宜使用。 2. 老年患者 慎用。 3. 肝功能损害患者 使用时应慎选择剂量。 4. 肾功能损害患者 中重度损害患者使用时应慎选择剂量	1. 对本药或其成分过敏者。 2. 2 周内使用过单胺氧化酶抑制剂的患者	1. 米氮平可能会加重酒精对中枢神经系统的抑制作用，因此治疗期间应禁止饮酒。 2. 米氮平会加重苯二氮䓬类的镇静作用，合用时应予以注意。 3. 强 CYP3A4 抑制剂（如利托那韦、克拉霉素、伊曲康唑、伏立康唑等）与米氮平合用时，可导致其血药浓度增加。 4. 与卡马西平、利福平、苯妥英合用，米氮平的清除率增加，导致血浆水平下降约 50%，因此合用时米氮平剂量应增加	1. 用药后的 4～6 周内，可导致粒细胞缺乏症，使用期间应监测血常规。一旦出现发热、咽痛等症状时，应立即告知医生。 2. 癫痫及器质性脑组织综合征、肝肾功能受损、心血管疾病、排尿困难、急性闭角型青光眼、糖尿病患者，使用期间应予以注意。 3. 使用期间一旦患者出现黄疸，立即停药。 4. 用药期间应避免驾驶车辆、操作机械或高空作业

续表

药物	剂型	适应证	用法用量	特殊人群	禁忌	相互作用	注意事项
曲唑酮	片剂	治疗抑郁症，对伴有或不伴有焦虑的患者均有效	建议餐后，睡前服用。推荐首次剂量 25~50mg，次日开始 100~150mg/d，分次服用。每 3~4 日，每日剂量可增加 50mg。门诊患者，最高剂量不应超过 400mg/d，分次服用。住院患者（即病症严重的抑郁症患者），最高剂量不可超过 600mg/d，分次服用	1. 孕妇、哺乳期妇女慎用。2. 18 岁以下患者不推荐使用	1. 对本药或其中成分过敏者。2. 肝功能严重受损、严重的心脏疾病或严重心律失常、意识障碍者	1. 曲唑酮与 CYP3A4 抑制剂共同给药存在潜在药物相互作用。利托那韦是 CYP3A4 强效抑制剂，合用时会降低曲唑酮的清除率。茚地那韦和其他 CYP3A4 抑制剂，很可能令导致曲唑酮的血药浓度大幅度增加，并有潜在的不良作用。若曲唑酮与有效的 CYP3A4 抑制剂合用，应考虑降低曲唑酮剂量。2. 与卡马西平合用，可使曲唑酮的血浆浓度降低。同时服用时，应密切监测患者，观察是否需要增加剂量。3. 与地高辛或苯妥英合用时，可增加地高辛或苯妥英的血清药物浓度。需联合用药时应严密监测两药血药浓度。4. 接受华法林治疗的患者服用本药后可使凝血酶原时间延长或缩短。5. 与抗高血压药合用，需减少抗高血压药的剂量	1. 服用后可导致部分患者心律失常，因此心脏病患者慎用。2. 不可用于双相抑郁症，因此使用前应排除患者双相情感障碍风险。3. 可能会引起阴茎异常勃起，持续勃起或勃起不适者应立即停药，并及时咨询医生。4. 建议餐后服用，可能比空腹时总吸收量高达 20%。空腹服用会增加眩晕或轻微头痛的风险。5. 服药时应避免同时使用电击疗法。6. 服药后可出现白细胞和中性白细胞计数降低的现象。因此治疗中出现发热及咽痛（或其他感染迹象）的患者，建议进行白细胞计数和分类计数。7. 心肌梗死初期不推荐使用。8. 用药期间应避免驾驶车辆、操作机械或高空作业

续表

药物	剂型	适应证	用法用量	特殊人群	禁忌	相互作用	注意事项
氟哌噻吨美利曲辛	片剂	轻、中度抑郁和焦虑	口服。2 片/d,早晨及中午各 1 片,严重病例早晨剂量可加至 2 片。最大用量为 4 片/d。维持量:1 片/d,早晨口服。对失眠或严重不安的病例,建议减少服药量或在急性期加服镇静剂。老年患者,早晨服 1 片即可。	1. 孕妇利哺乳期妇女避免使用。2. 老年患者,早晨服 1 片	1. 对本药或其中成分过敏者。2. 用于循环衰竭,任何原因引起的中枢神经系统抑制的患者(如急性酒精、巴比妥类或阿片类中毒),昏迷状态,肾上腺嗜铬细胞瘤,血液恶病质,未经治疗的闭角型青光眼患者。3. 与单胺氧化酶抑制剂同时使用的患者。4. 停止服用非选择性单胺氧化酶抑制剂和司来吉兰 14 天后,才能开始使用本药治疗的患者。同样,单胺氧化酶抑制剂的治疗也应在停用本药 14 天后开始	1. 美利曲辛可能会加强拟交感神经药对心血管的影响,包括肾上腺素、麻黄碱、异丙肾上腺素、去甲肾上腺素、去氧肾上腺素及苯丙醇胺(局麻药、全麻药或鼻去充血药中含有的成分)。2. 本药会增强抗胆碱药在眼、中枢神经系统、肠道、膀胱的作用,可能会增加发生麻痹性肠梗阻、高热等风险,应避免合用。3. 本药会增强中枢神经系统抑制剂如酒精、巴比妥类和其他中枢神经抑制药物的抑制作用。4. 镇静剂(氟哌噻吨)与锂合用会增加发生神经毒性的风险。5. 本药降低左旋多巴的作用,而增加其心脏不良反应的风险	1. 慎用于器质性脑损伤、惊厥抽搐、尿潴留、甲状腺功能亢进、帕金森综合征、重症肌无力、肝脏疾病晚期、心血管疾病患者。2. 用药后可影响血糖,因此糖尿病患者使用时需调整降血糖药剂量。3. 闭角型青光眼、前房变浅的患者、用药后要警惕青光眼急性发作。4. 在外科手术前儿天应就停止使用本品,如果在不可避免的情况下实施外科手术,一定要告知麻醉师接受抗抑郁药治疗的病史。5. 患者长期服用氟哌噻吨时,需要定期检查心理和神经状态、血细胞计数和肝功能。6. 使用期间应特别注意询问患者是否有静脉栓塞症状。7. 用药期间避免驾驶车辆、操作机械或高空作业

214

续表

药物	剂型	适应证	用法用量	特殊人群	禁忌	相互作用	注意事项
阿戈美拉汀	片剂	治疗成人抑郁症	可与食物同服或空腹服用。推荐剂量为25mg/次,1次/d,睡前服用。如果治疗2周后症状没有改善,可增加至50mg/次,1次/d,睡前服用。抑郁症患者应给予足够的治疗周期(至少6个月)以确保症状完全消失。停药时不需逐步递减剂量	1. 孕妇禁用。哺乳期妇女使用期间禁止哺乳。2. 不推荐18岁以下患者使用。3. 肝功能损害患者,治疗前转氨酶较高的患者(>正常上限值,≤3倍正常上限值)应禁用。4. 中、重度肾功能受损患者,使用高谨慎	1. 对本药或其中成分过敏者患者。2. 乙肝病毒携带者/患者,丙肝病毒携带者/患者,肝硬化、活动性肝病等患者。3. 与强效CYP1A2抑制剂(如氟伏沙明,环丙沙星)合用的患者	1. 主要经CYP1A2(90%)和CYP2C9/2C19(10%)代谢。氟伏沙明是强效CYP1A2和中度CYP2C9抑制剂,与阿戈美拉汀合用,可使后者血药浓度显著升高,应禁止合用。2. 与雌激素、普奈洛尔、依诺沙星等中度CYP1A2抑制剂合用,应谨慎。3. 不可与酒精同时使用	1. 起始治疗前应进行肝功能检查并定期复查,建议在治疗6周(急性治疗结束时)、12周和24周(维持治疗结束时)进行检查。如超过正常上限3倍应停止用药。2. 双相情感障碍、躁狂、伴有痴呆的患者使用阿戈美拉汀应谨慎。一旦出现躁狂症状,应停止使用。3. 用药期间避免驾驶车辆,操作机械或高空作业。4. 有肝损伤危险,如肥胖、非酒精性脂肪性肝病,过量饮酒以及正接受可能引起肝损伤药物的患者应慎用

【参考文献】

［1］郝伟，陆林．精神病学．8 版．北京：人民卫生出版社，2018.

［2］陆林．沈渔邨精神病学．6 版．北京：人民卫生出版社，2018.

［3］江开达．精神药理学．2 版．北京：人民卫生出版社，2011.

［4］中华医学会精神医学分会．中国抑郁障碍防治指南．2 版．北京：中华医学电子音像出版社，2015.

审方实操案例

审方实操案例使用步骤：

1. 阅读门诊处方或者医嘱。

2. 在审方思维训练卡中规范性审核"□"勾选相应问题。

3. 在适宜性审核的表格中填写答案。

其他抗抑郁药审方实操案例

门诊处方

×× 省 ×× 医院处方			
姓名：刘某	性别：女	年龄：38 岁	日期：20200210
科室：抑郁症门诊	处方号：××××××		医保属性：自费
身份证号：××××××		单位或住址：××××××	
诊断：抑郁障碍（伴精神障碍）			
Rp：			
药名	规格和数量	单次用量	用法
阿戈美拉汀片	25mg×14 片 ×2 盒	25mg	口服，1 次 /d
氟伏沙明片	50mg×30 片 ×1 盒	50mg	口服，1 次 /d
利培酮片	1mg×40 片 ×1 盒	1mg	口服，1 次 /d
处方医师：×××	审核药师：×××	调配药师：×××	

审方思维训练卡

一、规范性审核（在相应的方框内打钩）

□ 处方内容缺项。

□ 医师签名、签章不规范。

□ 新生儿、婴幼儿处方未写明日龄、月龄或体重。

□ 西药、中成药与中药饮片未分别开具处方。

☐ 未使用药品规范名称开具处方。

☐ 用法、用量使用"遵医嘱""自用"等含混不清字句。

☐ 开具处方未写临床诊断或临床诊断书写不全。

☐ 单张处方超过 5 种药品。

☐ 门诊处方超过 7 日用量,急诊处方超过 3 日用量。

二、适宜性审核(在表格内填写存在的问题)

药名	适应证	禁用/慎用	剂型/给药途径	用法用量	重复用药/相互作用
阿戈美拉汀片					
氟伏沙明片					
利培酮片					

参考答案:

该处方为用药不适宜处方。

√ 用法用量不适宜:该用法未依据药物特性,注明具体服药时间。应为阿戈美拉汀 25mg/次,每晚睡前 1 次。

√ 联合用药不适宜:氟伏沙明是强效 CYP1A2 和中度 CYP2C9 抑制剂,可明显抑制阿戈美拉汀的代谢,使阿戈美拉汀的血药浓度增高 60 倍,联用不适宜。

审方依据:

1. 阿戈美拉汀片药品说明书。

2. 氟伏沙明片药品说明书。

第八章
双相情感障碍

第一节　双相情感障碍概述

一、流行病学

双相情感障碍是一类既有躁狂发作,又有抑郁发作(典型特征)的常见精神障碍。一般呈发作性病程,躁狂和抑郁常反复循环或交替出现,也可混合出现。多次反复发作之后会出现发作频率加快、病情越发复杂等现象。该病具有家族性发病的特点,第一次发作的平均年龄为 21 岁。由于诊断标准及分类、流行病学调查方法和工具不同,以及对双相情感障碍的认识有差异,不同时期和不同地区的流行病学调查数据差异较大。目前,我国对双相障碍的流行病学问题还缺乏系统的调查。2011 年,世界卫生组织发起的心理健康调查计划在美洲、欧洲和亚洲 11 个国家和地区展开,显示全球双相情感障碍的终身患病率为 2.4%。

二、临床表现和分型

1. **临床表现**　双相情感障碍的典型临床表现可有抑郁发作、躁狂发作和混合发作。

(1)抑郁发作:以情绪低落、思维迟缓和悲观、意志行为减退"三低"症状为特征,其表现可分为核心症状、心理症状群和躯体症状群(详见第七章第一节)。发作至少持续 2 周,且不同程度地损害社会功能,或给本人造成痛苦或不良后果。患者也可出现一些精神运动性改变、生物学症状及精神病性症状。

1)精神运动性改变:①焦虑,常与抑郁伴发,可伴发躯体症状如心跳加快、尿频等;②运动性迟滞或激越,迟滞表现为活动减少、动作缓慢,严重者可表现为木僵,激越患者则相反,思维无条理,大脑持续处于紧张状态。

2)生物学症状:①睡眠障碍,主要表现为早醒,且不能再入睡。有的表现为入睡困难。少数患者可表现为睡眠过多。②食欲下降、性欲减退,对食欲影响尤为明显。大多患者进食很少,体重明显下降。也有患者出现食欲异常增加的情况。相当一部分患者出现性欲减退、阳痿、闭经等。③精力缺失,常诉说"太累了"或"缺乏动力",人也显得十分疲劳,常感到精力不足,能力下降。④其他躯体不适,可有非特异性疼痛,或其他非特异性症状,可涉及各脏器。作为主诉,容易误诊,最终抗抑郁治疗有效。

3) 精神病性症状：抑郁发作时期出现幻觉和妄想。

(2) 躁狂发作：以情感高涨、思维奔逸和活动增多"三高"症状为特征。发作应至少持续1周，并有不同程度的社会功能损害，可给自己或他人造成危险或不良后果。

1) 情感高涨：是躁狂发作的主要原发症状。典型表现为自我感觉良好，主观体验特别愉快，整日兴高采烈，且具有一定的感染力，言语诙谐风趣，常博得周围人的共鸣。部分患者可表现为易激惹、愤怒、敌意等特征。

2) 思维奔逸：联想速度明显加快，思维内容丰富多变。语量大、语速快、口若悬河、手舞足蹈。

3) 活动增多、意志行为增强：多为协调性精神运动性兴奋。活动明显增多，爱交往，爱管闲事，易冲动。自觉精力旺盛，能力强，无疲倦感。

4) 夸大观念及夸大妄想：思维内容多与心境高涨一致。在心境高涨的背景上，常出现夸大观念，自我评价过高，说话漫无边际。严重时可达妄想程度。

5) 睡眠需求减少：睡眠明显减少，终日奔波但无困倦感，是躁狂发作特征之一。

(3) 混合发作：躁狂症状和抑郁症状可在一次发作中同时出现，也可快速转换，因日而异，甚至因时而异。如果在目前的疾病发作中，两类症在大部分时间里都很突出，则应归为混合性发作。

2. 临床分型

(1) 双相 I 型障碍：临床上最常见。发作的常见形式，开始轻度抑郁或轻躁狂，数周或数月后转相为躁狂发作。但首次发作也可以是躁狂发作。通常在青少年起病，可发生在任何年龄的人群。性别比例相近，但男性以躁狂发作为主，女性则以抑郁发作和混合发作为多。

(2) 双相 II 型障碍：主要表现为反复的抑郁发作和轻微躁狂发作(持续时间不长)，以抑郁发作频繁为多。一旦有躁狂发作，则应为双相 I 型障碍。

(3) 环性心境障碍：持续性心境不稳定。反复出现轻度情绪高涨或低落，但不符合躁狂发作或抑郁发作的症状条目数、严重程度和病程的诊断标准。

三、治疗原则

双相情感障碍的治疗，应采用综合治疗原则，采取药物治疗、物理治疗、心理治疗(包括家庭治疗)和危机干预等措施治疗。其中药物治疗需遵循的主要原则如下。

(1) 个体化治疗：个体对精神药物治疗反应差异很大，制订治疗方案时需考虑患者性别、年龄、主要症状、躯体情况、是否合并使用药物、首发或复发、既往治疗史等多方面因素，选择合适的药物。同时治疗过程中需密切观察治疗反应、不良反应以及可能出现的药物相互作用等，并及时调整，提高患者的耐受性和依从性。如双相障碍中的躁狂发作或抑郁发作，首选锂盐。而丙戊酸盐更适合用于混合发作和快速循环发作以及锂盐无效患者。

(2) 长期治疗：双相情感障碍几乎终身以循环方式反复发作，应坚持长期治疗原则。可分为三个阶段。

1) 急性治疗期：药物开始治疗的 6~8 周，确保患者安全，消除各种精神病理症状。

2) 巩固治疗期：急性治疗期目标达成后，抑郁发作巩固治疗 4~6 个月，躁狂或混合发作巩固治疗 2~3 个月。治疗的目的在于防止已消除的各种精神症状复发。维持急性期的治疗。

3)维持治疗期:维持多久尚无定论,主要防止复发。重点监测与处理药物远期不良反应,药物种类应酌情适当减少。但主要剂量仍维持在巩固治疗期水平。

(3)心境稳定剂为基础:对于各种类型的双相情感障碍患者,心境稳定剂既是标准治疗,也是基础用药。抑郁发作时,在使用心境稳定剂的基础上可谨慎使用抗抑郁药,特别是同时作用于 5-HT 和 NE 的药物。目前认为安非他酮、文拉法辛和 5-羟色胺再摄取抑制剂导致的抑郁患者向躁狂发作转化的可能性较小。

(4)联合用药:绝大多数患者根据病情往往需要联合用药。涉及的药物包括心境稳定剂、抗精神病药、抗抑郁药、抗焦虑药以及催眠药等。如为尽快控制急性躁狂症状,在初期可合用对兴奋和躁动效果较好且起效迅速的抗精神病药如奥氮平、利培酮、氟哌啶醇或苯二氮䓬类药物如劳拉西泮、氯硝西泮等。待兴奋症状控制后,逐渐撤去。但仍遵循宜少不宜多原则。密切观察药物不良反应、药物相互作用,并进行血药浓度监测。

(5)共同参与:对患者和家属进行相关的健康教育,提高患者治疗依从性。包括疾病本身、治疗方法、药物知识、不良反应识别及处理,以及长期治疗必要性,复发的早期表现及自我监测等。

第二节 双相情感障碍治疗药物及审方要点

双相情感障碍的病理心理特征是心境不稳定。传统的心境稳定剂是指治疗躁狂以及预防双相障碍的躁狂或抑郁发作,且不会诱发躁狂或抑郁发作,或导致发作变频的一类药物。近年来,其概念逐渐扩大,目前认为能治疗双相情感障碍四个不同时相(躁狂发作、抑郁发作、预防躁狂发作或预防抑郁发作)中的任一时相,则可称之为"心境稳定剂"。也有学者建议"以治疗双相情感障碍的药物"来命名更合适。本节将介绍对双相情感障碍具有以上一种或多种作用的药物,出于历史传承性及简单使用考虑,所有这些药物仍被称作"心境稳定剂"。

心境稳定剂作用机制至今尚未完全明确,可能与调节神经递质系统的功能、调控离子通道及细胞内信号传递等作用有关。目前主要分为经典心境稳定剂和非经典心境稳定剂。经典心境稳定剂包括锂盐(碳酸锂)及抗癫痫药(如丙戊酸盐和卡马西平),审方要点见图8-1。非典型心境稳定剂主要包括拉莫三嗪和第二代抗精神病药如氯氮平、奥氮平、阿立哌唑、利培酮、齐拉西酮与喹硫平等。而传统的抗精神病药如氯丙嗪、氟哌啶醇等仅用于躁狂发作急性期治疗(轻躁狂发作不推荐用),但因可能诱发抑郁发作,躁狂症状缓解后可考虑停用,因此并不能被称为心境稳定剂。其中非经典心境稳定剂与其他章节重合的药物已在各自部分有所阐述,不再赘述,本章重点介绍经典心境稳定剂。

1. **作用机制** 目前其作用机制尚不完全清楚。经典心境稳定剂可能通过参与并调节神经递质系统(如5-HT、多巴胺、去甲肾上腺素、谷氨酸、胆碱、γ-氨基丁酸)及离子通道的功能传递发挥药理作用。

2. **适应证** 见表8-1。

3. **常用药物** 包括碳酸锂、丙戊酸镁。

表 8-1　经典心境稳定剂审方要点列表

药物	剂型	适应证	用法用量	特殊人群	禁忌	相互作用	注意事项
碳酸锂	片剂	1. 治疗躁狂症,对躁狂和抑郁交替发作的双相情感障碍有很好的治疗和预防复发作用。 2. 可预防反复发作的抑郁症。 3. 治疗分裂-情感性精神病	口服。宜在餐后服用。剂量应逐渐增加并参照血锂浓度调整。 1. 速释制剂 20-25mg/kg,躁狂症治疗剂量为 0.6~2g/d,分 2~3 次服用。维持剂量 0.5~1g/d。 2. 缓释制剂 治疗期 0.9~1.5g/d,分 1~2 次服用。维持治疗 0.6~0.9g/d	1. 孕妇禁用。哺乳期妇女使用时哺乳期同禁止哺乳。 2. 12 岁以下儿童禁用。 3. 肾功能受损者禁用	1. 对本药或其中成分过敏者。 2. 严重心脏疾病患者	1. 与氨茶碱、咖啡因或碳酸氢钠合用,可降低血锂浓度和药效。 2. 与碘化物合用,可促发甲状腺功能低下。 3. 与肌松药(如琥珀胆碱等)合用,肌松作用增强,作用时效延长。 4. 与 NSAID 如吡罗昔康合用,可导致血锂浓度过高而中毒。 5. 所有利尿药均可增加钠的排出,引起近端肾小管对钠和锂的重吸收增强,合用时应注意。 6. 与 ACEI 合用可导致碳酸锂排出减少,合用时需注意。 7. 与卡马西平、钙通道阻滞剂如维拉帕米、地尔硫䓬合用,可引起神经毒性,合用时应注意	1. 急性治疗期应每 1~2 周监测血锂 1 次,维持治疗期可每月测定 1 次。取血时间应在次日晨即末次服药后 12 小时。急性治疗的血锂浓度为 0.6~1.2mmol/L,维持治疗的血锂浓度为 0.4~0.8mmol/L,1.4mmol/L 视为有效浓度上限,超过此值易出现中毒。 2. 用药期间应注意体液大量丢失,如持续呕吐、大量出汗等易引起锂中毒。 3. 使用期间不可低盐饮食。 4. 长期服药者应定期检查肾功能和甲状腺功能。 5. 脑器质性疾病、严重躯体疾病和低钠血症患者应慎用

续表

药物	剂型	适应证	用法用量	特殊人群	禁忌	相互作用	注意事项
丙戊酸镁	片剂	1. 用于治疗各种癫痫。 2. 用于治疗双相情感障碍的躁狂发作	口服。 1. 成人患者　小剂量开始，200mg/次，2~3次/d，逐渐增加至300~400mg/次，2~3次/d。最高剂量不超过1.6g/d。 2. 6岁以上儿童　按体重20~30mg/(kg·d)，分3~4次服用	1. 孕妇禁用。哺乳期妇女使用期间禁止哺乳。 2. 10岁以下儿童不推荐用于治疗双相情感障碍。 3. 肝、肾功能受损者应减量或慎用。肝功能受损严重者禁用	1. 对本药或其中成分过敏者。 2. 卟啉症、白细胞减少、严重肝脏疾病者	1. 丙戊酸镁能抑制苯妥英钠、苯巴比妥、扑米酮、乙琥胺的代谢，使血药浓度升高。 2. 与氯硝西泮合用可引起失神癫痫状态，不宜合用。 3. 制酸药可降低本药血药浓度。阿司匹林能增加本药血药浓度。 4. 与抗凝血药以及溶血栓药合用，出血的危险性增加。 5. 与卡马西平合用，由于肝药酶的诱导可使前者的血药浓度降低和半衰期缩短。 6. 与氟哌啶醇及噻吨类、吩噻嗪类抗精神病药，三环类抗抑郁药，单胺氧化酶抑制剂合用，可降低惊厥阈和丙戊酸的抗惊厥效应。 7. 丙戊酸能减少拉莫三嗪代谢，两药合用时，需要调整剂量（减少拉莫三嗪剂量）	1. 用药期间应定期检查肝功能，监测白细胞、血小板计数。 2. 出现意识障碍、肝功能异常、胰腺炎等严重不良反应，应停药。 3. 用药期间避免饮酒，可加重镇静作用。 4. 在系统性红斑狼疮的患者中使用时，需要权衡本品的获益与风险。因丙戊酸镁可能导致免疫异常。 5. 用药期间发生不良反应常与血药浓度过高（>120μg/ml）有关，故应建议有条件的医院，进行血药浓度检测。 6. 有血液病、血小板减少症、肝病肝功能损害、器质性脑病患者慎用

4. **禁用与慎用（共性的）** 对药物或其中成分过敏者禁用。

5. **不良反应（常见、严重）** 不良反应与血药浓度相关,使用时应监测血药浓度。锂盐常见不良反应为疲乏、嗜睡、恶心、呕吐、多尿、口干等。严重者可出现锂中毒,表现为恶心、呕吐、腹泻等消化道症状,继而出现脑病综合征,如意识模糊、震颤、反射亢进、癫痫发作乃至昏迷、休克等。

6. **特殊人群用药（共性的）** 哺乳期妇女使用期间停止哺乳。老年患者使用易发生中毒,应特别注意。

【参考文献】

[1] 郝伟,陆林. 精神病学. 8 版. 北京:人民卫生出版社,2018.
[2] 陆林. 沈渔邨精神病学. 6 版. 北京:人民卫生出版社,2018.
[3] 江开达. 精神药理学. 2 版. 北京:人民卫生出版社,2011.
[4] 中华医学会精神医学分会. 中国双相障碍防治指南. 2 版. 北京:中华医学电子音像出版社,2015.

审方实操案例

审方实操案例使用步骤:

1. 阅读门诊处方或者医嘱。
2. 在审方思维训练卡中规范性审核"□"勾选相应问题。
3. 在适宜性审核的表格中填写答案。

经典心境稳定剂审方实操案例

门诊处方

×× 省 ×× 医院处方			
姓名:曾某	性别:女	年龄:11 岁	日期:20200510
科室:儿少心理科	处方号:××××××××		医保属性:自费
身份证号:××××××		单位或住址:××××××	
诊断:双相情感障碍			
Rp:			
药名	规格和数量	单次用量	用法
碳酸锂缓释片	0.3g×100 片 ×1 瓶	0.3g	口服,2 次 /d
氨磺必利片	0.2g×20 片 ×2 盒	0.2g	口服,2 次 /d
处方医师:×××	审核药师:×××	调配药师:×××	

审方思维训练卡

一、规范性审核（在相应的方框内打钩）

☐ 处方内容缺项。

☐ 医师签名、签章不规范。

☐ 新生儿、婴幼儿处方未写明日龄、月龄或体重。

☐ 西药、中成药与中药饮片未分别开具处方。

☐ 未使用药品规范名称开具处方。

☐ 用法、用量使用"遵医嘱""自用"等含混不清字句。

☐ 开具处方未写临床诊断或临床诊断书写不全。

☐ 单张处方超过 5 种药品。

☐ 门诊处方超过 7 日用量,急诊处方超过 3 日用量。

二、适宜性审核（在表格内填写存在的问题）

药名	适应证	禁用/慎用	剂型/给药途径	用法用量	重复用药/相互作用
碳酸锂缓释片					
氨磺必利片					

参考答案:

该处方为用药不适宜处方。

√ 遴选药品不适宜:碳酸锂禁用于 12 岁以下儿童,氨磺必利禁用于 15 岁以下儿童。

√ 适应证不适宜:氨磺必利的适应证为治疗精神分裂症,暂未见批准用于双相情感障碍,也暂未发现有足够的循证医学证据支持。

审方依据:

1. 碳酸锂缓释片药品说明书。

2. 氨磺必利片药品说明书。

第九章
焦虑障碍

第一节　焦虑障碍概述

一、流行病学

焦虑障碍,是以焦虑综合征为主要临床表现的一组精神障碍。焦虑综合征表现为精神症状和躯体症状。精神症状是指一种提心吊胆、恐惧和忧虑的内心体验伴有紧张不安;躯体症状是在精神症状基础上伴发自主神经系统功能亢进症状,如心慌、胸闷、气短、口干、出汗、肌紧张性震颤、颤抖、颜面潮红或苍白等。发病年龄通常较早,80%~90% 在 35 岁以前发病,其发病高峰年龄为 10~25 岁。另外,焦虑障碍的共病率很高,调查显示,3/4 的焦虑障碍患者在一生中至少会共病一种其他精神障碍,43.5% 的广泛性焦虑障碍患者伴有抑郁发作,其中 47.8% 既往曾有抑郁史。2019 年北京大学第六医院黄悦勤团队报道的于 2012 年启动的中国(除港澳台地区)31 个省、自治区及直辖市精神障碍流调结果显示,我国焦虑障碍患病率为 4.98%。

二、临床表现和分型

1. **临床表现**　焦虑障碍是一组具有许多共同临床特征的精神障碍,具体包括以下方面。

(1)起病常与心理社会因素有关。

(2)病前多有一定的易感素质和人格基础。

(3)症状主要表现

1)生理方面:①增高的中枢神经系统警觉水平,可伴有睡眠障碍;②增强的机体交感神经系统的反应,心悸、出汗、口干、肌肉紧张、震颤等;③可有内脏器官功能失调及多系统的躯体症状。

2)心理方面:①对危险的过高评价和防御反应;②持续的精神紧张、不安、痛苦的情绪;③注意力不集中,思维效率下降。

3)行为方面:①无目的的行为、动作增多,行为效能下降,运动性不安;②难以采取现实目标指向的行为;③缓解焦虑的行为,如回避、退缩、寻求刺激、物质依赖。

(4)没有可以证实的器质性疾病。

(5)对疾病有一定的自知力,疾病痛苦感明显,有求治要求。

(6)社会功能相对完好,行为一般保持在社会规范允许的范围内。

(7)病程大多持续迁延。

2. 临床分型　目前临床常见类型包括以下几种。

(1)惊恐发作：一类急性严重焦虑发作，突如其来的、不可预料的、反复的，发作性焦虑、紧张或恐惧。发作可在任何情境中，持续几分钟或更久一些。患者在发作时常有明显的心血管和呼吸系统症状，如心悸、胸闷、气促等。严重者可有濒死体验或担心失控、发疯或死亡，临床上常容易误诊为心脏病等。

(2)广泛性焦虑障碍：一种慢性、最常见的焦虑障碍，可逐渐发展和波动。终身患病率为4.1%~6.6%，女性患者约为男性的2倍。儿童与青少年患病率较高，分别为3.0%和10.8%。以持续、全面、过度的焦虑感，不明原因、反复的担心为特征。表现为对多种境遇的过分焦虑和担忧，同时伴有不安、肌肉紧张和行为的改变。患者常以躯体症状为主诉而非焦虑。

(3)恐惧症：指患者对外界某些处境、物体，或与人交往时，产生异乎寻常的恐惧与紧张不安，可致脸红、气促、出汗、血压变化、恶心、无力，甚至昏厥等，因而出现回避反应。核心症状是高度焦虑，且仅见于特殊的有指向性的情境中。核心特征是对引起焦虑的情境的回避和即将要遭遇这些情境时的预期性焦虑。其共同特点是，均由外界特定的客观对象或情境所诱发；表现为指向特定对象的焦虑；焦虑的程度与恐惧的对象不相符合；回避成为缓解焦虑的主要方式；患者能认识到其恐惧是不合理的，但不能控制，因而是自我失谐的。主要包括三类亚型。

1)特定型恐惧症：一种焦虑恐惧障碍，患者的恐惧或回避对象局限于特定的物体、场景或活动。包括特定的自然环境(如高处、雷鸣、黑暗)，动物(如昆虫)，处境(如飞行、电梯、密闭空间)，害怕感染某种疾病(如流行性感冒)等。患者通常害怕的不是物体或情境本身，而是随之可能带来的后果。主要表现为预期焦虑，恐惧刺激引起的焦虑情绪，以及为了减轻焦虑采取的回避行为。

2)广场恐惧症：表现为对特定场所或情境的恐惧，包括乘坐交通工具，人多拥挤的剧院、商场等，单独离家外出或留在家里。在这些难以迅速离开或逃离的场所患者出现明显焦虑，可以同时伴有或不伴有惊恐发作。一旦离开或回避后发作会缓解。在有人陪伴时，患者的恐惧可以减轻或消失。

3)社交恐惧症：明显而持久地害怕社交性情境或可能诱发使人感到尴尬的社交行为和活动，一旦面临这种情境立即"手足无措"，不敢与人对视，出现严重的焦虑反应。多青春期起病，患病率3%~13%。

三、治疗原则

焦虑障碍的治疗，主要包括药物治疗、心理治疗或药物治疗联合心理治疗。其中药物治疗原则如下。

1. 根据焦虑障碍的不同亚型和临床特点选择用药。如劳拉西泮半衰期短，起效较快，可能对发作性焦虑症较好，可在应激事件发生或预期发生前服用。持续高强度焦虑则以地西泮较适宜，可间断或必要时给药。阿普唑仑还具有抗抑郁作用，伴抑郁的患者可选用。

2. 考虑到患者可能合并躯体疾病、药物相互作用、药物耐受性、有无并发症等情况，应实施个体化的合理用药。如肝病患者、肾病患者或老年人，常选用劳拉西泮，因其不需要在肝脏进行代谢，对肝损害低风险，产生过度镇静低风险。焦虑和抑郁共病，则应首选抗抑郁药 SSRI 或 SNRI。

3. 一般不主张联用两种以上的抗焦虑药，应尽可能单一用药，足量、足疗程治疗。必要时可以联用两种作用机制不同的抗焦虑药。如对于病情迁延或难治性患者,应考虑合并抗抑郁药或第三代抗焦虑药进行长期治疗。

4. 药物治疗从小剂量开始,1~2 周后加量,在治疗 1 周时评价患者的耐受性、依从性,4~6 周后可采用推荐减量,建议长期治疗(1 年以上)。

5. 苯二氮䓬类药物使用应注意以下情况:①依赖性,如反跳性失眠、记忆受损,尤其老年人用药后防止摔倒。对有药物依赖倾向的患者,应首先考虑选用其他类的抗焦虑药。②临床应用时应避免长期应用,因其不能预防疾病的复发,且易导致依赖性。③撤药宜缓慢进行,缓慢减量后仍可维持较长时间的疗效。

6. 第二代抗精神病药被推荐用于焦虑障碍的二线或三线治疗,最好和一线药物联用,同时权衡耐受性、不良反应与早期疗效。

7. 治疗前应向患者及其家属充分告知药物性质、作用、可能发生的不良反应及对策。

第二节　焦虑障碍治疗药物及审方要点

当前治疗焦虑障碍的药物根据药物受体不同分为抗焦虑药和具有抗焦虑作用的药物两大类。抗焦虑药是一类主要用于减轻焦虑、紧张、恐惧,稳定情绪兼有镇静、催眠、抗惊厥作用的药物。与抗精神病药、抗抑郁药不同,抗焦虑药一般不引起自主神经系统症状和锥体外系反应。可分为第一代抗焦虑药(如甲丙氨酯类),因安全性低已停用;第二代抗焦虑药,即苯二氮䓬类药物(BZD),易产生耐受性,不具有受体选择性;第三代抗焦虑药,即阿扎哌隆类,选择性高,无BZD导致的不良反应,对认知功能影响小。目前临床使用最多的抗焦虑药为第二代和第三代抗焦虑药,审方要点见图9-1,本节将具体介绍。具有抗焦虑作用的药物包括抗抑郁药、抗精神病药、抗癫痫药、抗组胺药、β受体拮抗剂和GABA受体调节剂等,其他章节有介绍,不再赘述。

一、苯二氮䓬类药物

1. **作用机制**　通过增强中枢抑制性神经递质GABA的活性,进一步开放氯离子通道,氯离子大量进入细胞内,引起神经细胞超极化,从而起到中枢抑制作用。具有抗焦虑、镇静催眠、抗惊厥、松弛骨骼肌以及加强麻醉等作用。BZD按第二类精神药品管理。

2. **适应证**　见表9-1。

3. **常用药物**　包括地西泮、劳拉西泮、艾司唑仑、阿普唑仑。

4. **禁用与慎用(共性的)**　已知的对药物或其中成分过敏者禁用。肝肾功能损害、重症肌无力、药物依赖、酒精、使用中枢抑制剂、中重度阻塞型睡眠呼吸暂停低通气综合征以及重度通气功能障碍患者慎用。老年、儿童患者慎用。

5. **不良反应(常见、严重)**　常见头昏、嗜睡、乏力、胃肠道反应等。大剂量可致共济失调,过量可致昏迷和呼吸抑制。长期用药可产生一定的耐受性、依赖性和成瘾性,突然停药会出现反跳和戒断症状。

6. **特殊人群用药(共性的)**　孕妇禁用。哺乳期妇女使用期间停止哺乳。儿童和老年患者慎用,必要使用时用量应酌减。

表 9-1　苯二氮䓬类药物审方要点列表

药物	剂型	适应证	用法用量	特殊人群	禁忌	相互作用	注意事项
地西泮	片剂、注射剂	口服。 1. 主要用于焦虑、镇静催眠，还可用于抗癫痫和抗惊厥。 2. 缓解炎症引起的反射性肌肉痉挛等。 3. 用于治疗惊恐症。 4. 肌紧张性头痛。 5. 可治疗家族性、老年性和特发性震颤。 6. 可用于麻醉前给药。 静脉注射。 1. 可用于抗癫痫和抗惊厥。静脉注射液为治疗癫痫持续状态的首选药，对破伤风轻度强直性惊厥也有效。 2. 可用于全麻的诱导和麻醉前给药。	1. 口服 (1) 成人常用量：①抗焦虑，2.5~10mg/次，2~4 次/d；②镇静，2.5-5mg/次，3次/d；③催眠，5~10mg/次，睡前服；④急性酒精戒断，第 1 日 10mg/次，3~4 次/d，以后按需要减少到 5mg/次。 (2)小儿常用量：6个月以上患儿不用。6 个月以上患儿，1~2.5mg/次或按体重40~200μg/次或按体表面积1.17~6mg/m²，3~4 次/d。每次最大剂量不超过 10mg。 2. 静脉注射　成人常用量：①基础麻醉或静脉全麻，10~30mg；②镇静、催眠或急性酒精戒断，开始10mg，以后按需每隔3~4 小时加 5~10mg，24 小时总量以 40~50mg 为限；③癫痫持续状态和严重频发性癫痫，开始10mg，每隔 10~15 分钟可按需增加至最大限量。	1. 孕妇禁用。哺乳期妇女使用期间停止哺乳。 2. 6 岁以下儿童慎用。6 岁以上儿童酌情减量。 3. 老年患者慎用，必要时应酌情减量。 4. 肝功能受损患者能延长本药的清除半衰期，应慎用，必要使用时应酌情减量	对苯二氮䓬类药物过敏或本药其他成分过敏者	1. 与中枢抑制药合用可增加呼吸抑制作用。 2. 易成瘾，和其他药合用，成瘾的危险性增加。 3. 与酒精及全麻药、可乐定、镇痛药、吩噻嗪类、单胺氧化酶 A 型抑制剂和三环类抗抑郁药合用时，可彼此增效，应调整用量。 4. 与抗高血压药和利尿药合用，可使降血压作用增强。 5. 与西咪替丁、普萘洛尔合用，本药清除减慢，血浆半衰期延长。 6. 与扑米酮合用可减慢后者代谢，需调整扑米酮用量。 7. 与左旋多巴合用时，可降低后者疗效。 8. 与利福平合用，可增加本药的消除，血药浓度降低。 9. 烟碱抑制本药的消除，合用致血药浓度增高。 10. 与地高辛合用，可增加地高辛血药浓度而致中毒	1. 癫痫患者突然停药可引起癫痫持续状态，使用时应注意。 2. 严重的精神抑郁可使病情加重，甚至产生自杀倾向，应采取预防措施。 3. 避免长期大量使用而成瘾，长期使用应逐渐减量，不宜骤停。 4. 用药期间不宜驾驶车辆、操作机械或高空作业。 5. 慎用于严重的急性酒精中毒、重度重症肌无力、急性或隐性闭角型青光眼、低蛋白血症、多动症、严重慢性阻塞性肺疾病、外科或长期卧床病人、有药物滥用和成瘾史患者

续表

药物	剂型	适应证	用法用量	特殊人群	禁忌	相互作用	注意事项
劳拉西泮	片剂	1. 抗焦虑,包括伴有精神抑郁的焦虑。 2. 镇静催眠。 3. 缓解由于激动诱导的自主症状,如头痛、心悸、胃肠不适、失眠等	口服。 1. 成人抗焦虑,1~2mg/次,2~3次/d。 2. 镇静催眠,睡前服 2mg	1. 孕妇禁用。哺乳期妇女使用期间停止哺乳。 2. 12岁以下儿童慎用。 3. 老年患者慎用,必要使用时应酌情减量。 4. 肝功能损害偶可引起本品半衰期的延长	1. 对苯二氮䓬类药物过敏或本药其他成分过敏者。 2. 青光眼患者、重症肌无力者	1. 西咪替丁、双硫仑、红霉素等抑制药,这些药物对本药氧化代谢的影响不大,因为本药通过葡糖醛酸结合代谢。 2. 丙磺舒可影响本药与葡糖醛酸结合作用,引起本药浓度升高和过度嗜睡	1. 本药不推荐于原发性抑郁障碍的精神病患者使用。 2. 用药期间不宜驾驶车辆,操作机械或高空作业。 3. 连续服用本药的患者不能突然停药,需停药时应先减量再逐渐停药。 4. 有药物或酒精依赖倾向的患者用药时应严密监测,以防止产生依赖性

续表

药物	剂型	适应证	用法用量	特殊人群	禁忌	相互作用	注意事项
艾司唑仑	片剂、注射剂	1. 口服 (1) 抗焦虑,失眠。 (2) 用于紧张,恐惧及抗癫痫和抗惊厥。 2. 肌内注射 (1) 抗惊厥。 (2) 缓解术前紧张焦虑	1. 口服　成人常用量: ①镇静,1~2mg/次,3 次/d; ②催眠,1~2mg/次,睡前服;③抗癫痫,抗惊厥,2~4mg/次,3 次/d。 2. 肌内注射 (1) 抗惊厥:2~4mg/次,2 小时后可重复 1 次。 (2) 麻醉前给药:术前 1 小时 2mg	1. 孕妇禁用。哺乳期妇女使用期间停止哺乳。 2. 老年患者慎用,必要使用时应酌情减量。 3. 肝肾功能受损者能延长本药半衰期,应慎用,必要使用时应酌情减量	1. 对苯二氮䓬类或本药其他成分过敏者。 2. 以下禁用肌内注射的患者: (1) 中枢神经系统处于抑制状态的急性酒精中毒的患者。 (2) 严重慢阻塞性肺疾病的患者。 (3) 重症肌无力的患者。 (4) 急性闭角型青光眼的患者	1. 与中枢抑制药合用可增加呼吸抑制作用。 2. 与酒精及全麻药、镇痛药、吩噻嗪类和三环类抗抑郁药合用时,可彼此增效,应调整用量。 3. 与抗高血压药和利尿药合用,可使降血压作用增强。 4. 与西咪替丁、普萘洛尔、异烟肼合用本药清除减慢,血浆半衰期延长,血药浓度增高。 5. 与左旋多巴合用时,可降低后者的疗效。 6. 与利福平合用,增加本品的消除,血药浓度降低。 7. 与地高辛合用,可增加地高辛血药浓度而致中毒。 8. 与卡马西平合用时由于肝微粒体酶的诱导可使两者的血药浓度下降,半衰期缩短。 9. 与伊曲康唑合用,可提高本品疗效并增加其毒性	1. 用药期间不宜饮酒。 2. 对其他苯二氮䓬类药物过敏者,可能对本药物过敏。 3. 癫痫患者突然停药可导致发作。 4. 严重的精神抑郁可使病情加重,甚至产生自杀倾向,应采取预防措施。 5. 避免长期大量使用而成瘾,如长期使用应逐渐减量,不宜骤停。 6. 出现呼吸抑制或低血压常提示超量。 7. 对本类药物耐受量小,逐的患者初用量宜小。 8. 用药期间不宜驾驶车辆,操作机械或高空作业。 9. 慎用于中枢神经系统处于抑制状态的急性酒精中毒、肝肾功能受损,重症肌无力,急性或慢性乙醇中毒,重症者发生的闭角型青光眼发作,严重慢性阻塞性肺疾病患者

续表

药物	剂型	适应证	用法用量	特殊人群	禁忌	相互作用	注意事项
阿普唑仑	片剂、胶囊剂	1. 用于焦虑、紧张、激动。 2. 也可用于催眠或焦虑辅助用药。 3. 抗惊恐。 4. 缓解急性酒精戒断症状	成人常用量： 1. 抗焦虑　开始0.4mg/次。最大限量可达4mg/d。 2. 镇静催眠　0.4~0.8mg,睡前服。 3. 抗惊恐　0.4mg/次,3次/d,用量按需递增,最大量可达10mg/d	1. 孕妇禁用。哺乳期妇女使用期间停止哺乳。 2. 老年患者可用,低剂量开始。 3. 肝肾功能受损者慎用,必要使用时应酌情减量	对苯二氮䓬类或本药其他成分过敏者	1. 中枢抑制药合用可增加呼吸抑制作用。 2. 与酒精及全麻药、镇痛药、吩噻嗪类和三环类抗抑郁药合用时,可彼此增效,应调整用量。 3. 与抗高血压药合用,可使降血压作用增强。 4. 与西咪替丁、普萘洛尔、异烟肼合用本药清除减慢,血药浓度增加。 5. 与左旋多巴合用时,可降低后者疗效。 6. 与利福平合用,可致本药血药浓度降低。 7. 与地高辛合用,可增加其血药浓度而致中毒	1. 中枢神经系统处于抑制状态的急性酒精中毒,肝肾功能受损,重症肌无力。急性或易于发生的闭角型青光眼发作,严重慢性阻塞性肺疾病患者,及驾驶车辆、操作机械或高空作业者慎用

审方实操案例

审方实操案例使用步骤:

1. 阅读门诊处方或者医嘱。
2. 在审方思维训练卡中规范性审核"□"勾选相应问题。
3. 在适宜性审核的表格中填写答案。

苯二氮䓬类药物审方实操案例

门诊处方

<table>
<tr><td colspan="6" style="text-align:center">×× 省 ×× 医院处方</td></tr>
<tr><td colspan="2">姓名:侯某某</td><td>性别:男</td><td>年龄:60 岁</td><td colspan="2">日期:20200510</td></tr>
<tr><td colspan="2">科室:心身医学科</td><td colspan="2">处方号:×××××××</td><td colspan="2">医保属性:自费</td></tr>
<tr><td colspan="3">身份证号:××××××</td><td colspan="3">单位或住址:××××××</td></tr>
<tr><td colspan="6">诊断:焦虑症</td></tr>
<tr><td colspan="6">Rp:</td></tr>
<tr><td colspan="2">药名</td><td>规格和数量</td><td>单次用量</td><td colspan="2">用法</td></tr>
<tr><td colspan="2">劳拉西泮片</td><td>1mg×28 片 ×2 盒</td><td>2mg</td><td colspan="2">口服,1 次 /d,睡前服</td></tr>
<tr><td colspan="2">处方医师:×××</td><td colspan="2">审核药师:×××</td><td colspan="2">调配药师:×××</td></tr>
</table>

审方思维训练卡

一、规范性审核(在相应的方框内打钩)

□ 处方内容缺项。

□ 医师签名、签章不规范。

□ 新生儿、婴幼儿处方未写明日龄、月龄或体重。

□ 西药、中成药与中药饮片未分别开具处方。

□ 未使用药品规范名称开具处方。

□ 用法、用量使用"遵医嘱""自用"等含混不清字句。

□ 开具处方未写临床诊断或临床诊断书写不全。

□ 单张处方超过 5 种药品。

□ 门诊处方超过 7 日用量,急诊处方超过 3 日用量。

二、适宜性审核（在表格内填写存在的问题）

药名	适应证	禁用/慎用	剂型/给药途径	用法用量	重复用药/相互作用
劳拉西泮片					

参考答案：

该处方为不规范处方、用药不适宜处方。

√开具第二类精神药品未执行国家有关规定：门诊处方开具第二类精神药品一般每张处方不得超过 7 日常用量，对于慢性疾病或某些特殊情况的患者，处方用量可以适当延长，医师应当注明理由。本处方开具 28 日常用量，超常用量太久。

√ 用法用量不适宜：劳拉西泮治疗焦虑用法用量应为 1~2mg/ 次，2~3 次 /d。本处方用法用量不适宜。

审方依据：

1. 医政医管局 . 中华人民共和国卫生部令（第 53 号）——处方管理办法 .［2020-09-28］. http：//www.nhc.gov.cn/yzygj/s3572/200804/dd4277bbf3784ff589b9f12b6a0422ab.shtml.

2. 劳拉西泮片药品说明书。

二、阿扎哌隆类药物

1. **作用机制** 属于 5-HT$_{1A}$ 受体激动剂，主要作用于海马部位等大脑边缘系统的 5-HT$_{1A}$ 受体。不与 BZD 受体结合或促进 GABA 作用。通常无明显的镇静、催眠、肌肉松弛，也不引起锥体外系不良反应（EPS），无依赖性。丁螺环酮具有较弱的抗 DA 能作用，但坦度螺酮无此作用，且比前者的 5-HT 能作用更强。

2. **适应证** 见表 9-2。

3. **常用药物** 包括丁螺环酮、坦度螺酮。

4. **禁用与慎用（共性的）** 严重肝肾疾病、青光眼、重症肌无力患者禁用。

5. **不良反应（常见、严重）** 不良反应较少，耐受好。常见头晕、头痛、嗜睡、眩晕，以及恶心、呕吐等胃肠道症状。严重可出现肝功能异常。

6. **特殊人群用药（共性的）** 肝肾功能受损患者慎用。

表 9-2 阿扎哌隆类药物审方要点列表

药物	剂型	适应证	用法用量	特殊人群	禁忌	相互作用	注意事项
丁螺环酮	片剂	各种焦虑症	口服。 开始 5mg/ 次，2~3 次 /d。第 2 周可加至 10mg/ 次，2~3 次 /d。常用治疗剂量 20~40mg/d	1. 孕妇禁用。哺乳期妇女使用期间停止哺乳。 2. 儿童禁用。 3. 肝肾功能受损者慎用，严重损害者不用。 4. 老年患者可用，部分患者需降低剂量	1. 对本药或其中成分过敏者。 2. 青光眼、重症肌无力、白细胞减少者	1. 与单胺氧化酶抑制剂合用可致血压增高。 2. 与西酞普兰合用，可能出现 5-HT 综合征。 3. 氟西汀可抑制本药的 5-HT 作用，使焦虑加重。 4. 与红霉素、西咪替丁合用，可增加本药的血药浓度。 5. 与氯氮平合用，可增加胃肠道出血和高血压症的危险。 6. 不宜与乙醇、抗高血压药、抗凝血药合用	1. 用药期间应定期检查肝功能与白细胞计数。 2. 用药期间不宜驾驶车辆、操作机械或高空作业。 3. 服药期间勿饮酒。 4. 肝肾功能受损者、肺功能受损者慎用
坦度螺酮	片剂、胶囊剂	1. 各种神经症所致的焦虑症状，如广泛性焦虑。 2. 原发性高血压、消化性溃疡等躯体疾病伴发的焦虑状态	口服。 通常成人 10mg/d，3 次 /d。随患者年龄、症状等的不同可适当增减，最高日剂量不得超过 60mg	1. 孕妇慎用。哺乳期妇女使用期间停止哺乳。 2. 老年患者慎用	对本药或其中成分过敏者	1. 与丁酰苯类药物氟哌啶醇等合用，因本药的弱抗多巴胺作用，可增强锥体外系症状。 2. 与钙拮抗剂如尼卡地平、氨氯地平、硝苯吡啶等合用，因本药有 5-羟色胺受体介导的中枢性降血压作用，有可能增强降血压作用。 3. 与有作用的药如氟伏沙明、帕罗西汀、曲唑酮等合用，有可能导致 5-羟色胺综合征	1. 用于神经官能症患者时，当 1 天用药达 60mg 仍未见明显疗效，应及时与医师联系。不得随意长期应用。 2. 本药用于伴严重焦虑症状患者，难以产生疗效时，应观察症状。 3. 用药期间不宜驾驶机动车等从事有危险性的操作。 4. 器质性脑功能障碍、中度或严重呼吸衰竭、心功能障碍，肝肾功能障碍慎用

【参考文献】

［1］郝伟,陆林.精神病学.8版.北京:人民卫生出版社,2018.

［2］陆林.沈渔邨精神病学.6版.北京:人民卫生出版社,2018.

［3］江开达.精神药理学.2版.北京:人民卫生出版社,2011.

审方实操案例

审方实操案例使用步骤:

1. 阅读门诊处方或者医嘱。

2. 在审方思维训练卡中规范性审核"□"勾选相应问题。

3. 在适宜性审核的表格中填写答案。

阿扎哌隆类药物审方实操案例

门诊处方

×× 省 ×× 医院处方			
姓名:张某	性别:女	年龄:33 岁	日期:202001080
科室:精神科(女)	处方号:××××××××		医保属性:自费
身份证号:××××××		单位或住址:××××××	
诊断:精神分裂症			
Rp:			
药名	规格和数量	单次用量	用法
丁螺环酮片	5mg×60 片 ×2 盒	10mg	口服,2 次 /d
氯氮平片	25mg×100 片 ×2 瓶	50mg	口服,1 次 /d,晚上服用
处方医师:×××	审核药师:×××	调配药师:×××	

审方思维训练卡

一、规范性审核(在相应的方框内打钩)

□ 处方内容缺项。

□ 医师签名、签章不规范。

□ 新生儿、婴幼儿处方未写明日龄、月龄或体重。

□ 西药、中成药与中药饮片未分别开具处方。

□ 未使用药品规范名称开具处方。

□ 用法、用量使用"遵医嘱""自用"等含混不清字句。

□ 开具处方未写临床诊断或临床诊断书写不全。

□ 单张处方超过 5 种药品。

□ 门诊处方超过 7 日用量,急诊处方超过 3 日用量。

二、适宜性审核(在表格内填写存在的问题)

药名	适应证	禁用 /慎用	剂型 / 给药途径	用法用量	重复用药 / 相互作用
盐酸丁螺环酮片					
氯氮平片					

参考答案:

该处方为用药不适宜处方。

√ 用法用量不适宜:氯氮平治疗精神分裂症用法用量应为 25mg/ 次,2 次 /d,本处方用法用量不适宜。

√ 联合用药不适宜:丁螺环酮和氯氮平均可导致粒细胞缺乏以及肝功能受损,两药联用不良反应风险明显增加,联用不适宜。

审方依据:

1. 氯氮平片药品说明书。

2. 盐酸丁螺环酮片药品说明书。

第十章
睡眠障碍

第一节　睡眠障碍概述

一、流行病学

睡眠是哺乳动物维持体内平衡的一个重要的功能活动,对自身和物种的生存至关重要。正常人对睡眠时间的需求因年龄及个体差异而不同,相对于时间长短,睡眠质量对健康的影响更为重要。睡眠障碍在普通人群中十分常见,与行为和不良健康后果相关。具体包括失眠障碍、过度睡眠障碍、昼夜节律睡眠障碍和异态睡眠等。其中失眠障碍是一般人群中最常见的睡眠障碍,通常和精神心理疾病相关。本章主要介绍此部分内容。

失眠障碍是在合适的时机和环境下,仍存在持续的睡眠起始、睡眠时间、睡眠连续性或者睡眠质量障碍,且显著影响日间社会功能的一种主观体验。现患病率为 4%~50%,是临床最常见的睡眠障碍。

二、临床表现和分型

1. 临床表现

(1)失眠症状

1)睡眠起始障碍:表现为入睡困难,即在适当的睡眠机会和环境条件下,不能较快理想入睡。睡眠的质和量与需求和年龄密切相关。对于儿童和青少年入睡时间大于 20 分钟通常有临床意义,对于中老年人入睡时间大于 30 分钟通常有临床意义。

2)睡眠维持障碍:包括睡眠不实(觉醒过多过久)、睡眠表浅(缺少深睡)、夜间觉醒后再次入睡困难和早醒等。对于儿童和青少年夜间觉醒时间大于 20 分钟通常有临床意义,对于中老年人夜间觉醒时间大于 30 分钟通常有临床意义。早醒通常指比预期的起床时间至少提早 30 分钟并引起总睡眠时间减少,早醒的判定需要考虑平时的就寝时间。

失眠障碍可以单独表现为睡眠起始障碍或睡眠维持障碍,但两种症状同时存在更为常见。并且随着时间的推移,两者可相互转变。

(2)觉醒期症状:失眠往往引起非特异性觉醒期症状,即次日日间功能损害,常表现为疲劳或全身不适感,日间思睡,焦虑不安,注意力不集中或记忆障碍,社交、家务、职业或学习能力损害等。可能会因为对失眠的恐惧和其所致后果的过分担心而常常引起焦虑不安,使失眠者常常陷入一种恶性循环,从而久治不愈。

2. **临床分型**　目前临床常见类型包括以下两种。

(1)慢性失眠症:其本质特征是因频繁而持久的入睡困难或睡眠维持障碍而对睡眠不满意,病程 ≥ 3 个月。约有 10% 的人满足所有慢性失眠的临床症状,其中以女性,患有躯体疾病、精神疾病和物质依赖的患者,以及社会经济阶层较低者更为常见。可发生在任何年龄,但老年人更为常见。由于儿童在 3~6 月龄之前没有整夜规律的睡眠,因此 6 月龄被认为可首次考虑诊断慢性失眠的年龄,除非患儿的失眠症状在早期已经非常明显。

(2)短暂性失眠症:也称为急性失眠症,病程 < 3 个月,可发生在任何年龄,除了婴儿期(6 月龄前不考虑)。其确切的发病率目前尚不清楚,成人中,一年期的发病率是 15%~20%。和慢性失眠症一样,短暂性失眠的女性发病率高于男性,年龄大者高于年轻者。

三、治疗原则

失眠障碍具有慢性、复发性或持续性倾向,积极早期干预治疗可有效防止短暂性失眠症向慢性化发展。治疗方式有两大类:认知行为治疗和药物治疗。其选择主要依据不同的失眠症状、严重程度、预期的睡眠时间、共存的其他疾病、患者对行为治疗的意愿和患者对于药物治疗不良反应的耐受程度而决定。短期失眠患者一般有明确可辨认的诱因,应积极寻找并消除,同时积极处置失眠症状。在无法完成认知行为治疗时应早期应用短期药物治疗。慢性失眠患者在建立良好睡眠卫生习惯的基础上,应当首选认知行为治疗。继发于精神疾病或者躯体疾病的慢性失眠,对于原发疾病的治疗是改善睡眠的根本措施。

治疗失眠障碍的药物,也称镇静催眠药,是治疗失眠的主要方法之一。其遵循的原则如下。

(1)在病因治疗、认知行为治疗、睡眠卫生教育的基础上酌情给予药物治疗。

(2)个体化用药。治疗个体化,综合评估,因人而异。如老年患者使用 BZD 易蓄积,特别是作用时间长的药物。使用 1 周可能出现日间模糊,使用 3 周可能引起遗忘。因此老年人应选择新型、非 BZD、短效的药物,且不应持续使用,同时应监测其日间的不良反应。肝、肾功能受损患者优选右佐匹克隆。

(3)适宜的治疗药物。治疗药物选择的考量因素有疾病、患者和药物等多方面因素。如入睡困难者首选半衰期短的药物,但应注意早醒和日间焦虑。易醒和早醒患者选择半衰期适中的药物(6~8 小时),可保持整夜睡眠而不发生宿醉。长半衰期药物则可用于明显日间焦虑和能够耐受次日镇静的患者,也可用于有早醒的抑郁症患者。目前认为,在单独或联合药物治疗时,一般推荐短中效的 BZD 和非 BZD 或褪黑素受体激动剂,其次是其他 BZD 和非 BZD 或褪黑素受体激动剂,对于伴抑郁 / 焦虑障碍的失眠患者,则选择低剂量具有镇静作用的抗抑郁药。

(4)单一、按需、间断、适量给药。尽量单一用药,如首选药物无效或无法依从,可更换另一种或另一类镇静催眠药。对于长期用药的慢性失眠患者,建议从最小有效剂量开始,采取间歇或按需治疗的服药方式。每周 3~4 次,连续用药不超过 3~4 周。交替用药,一种药使用不宜超过 2 周,避免产生耐受性。

(5)动态评估。药物治疗开始后应监测并评估患者的治疗反应,如用药超过4周则应每月重新评估患者临床诊断及治疗方式。

(6)合理撤药。不可突然停药,应逐渐停药以避免出现失眠反跳或撤药症状,特别是短作用的 BZD。非 BZD 催眠药的作用时间较短,无次日的日间作用,撤药症状少,可在停药前更换用此类药,用几天后逐渐间断停药。

第二节　镇静催眠药及审方要点

镇静催眠药属于中枢抑制剂。镇静药能降低中枢神经系统的兴奋性和运动活性,从而起到镇静作用;而催眠药可以使人产生睡意,帮助维持生理性睡眠。主要有以下几类:苯二氮䓬类药物,非苯二氮䓬类药物,褪黑素受体激动剂(雷美替胺,暂未在我国上市;阿戈美拉汀,暂未批催眠适应证),抗组胺药如异丙嗪和苯海拉明,镇静类抗抑郁药如曲唑酮、米氮平、氟伏沙明、阿米替林,天然药物等。目前临床最常用的镇静催眠药为苯二氮䓬类药物(前面已介绍)和非苯二氮䓬类药物(本节将重点介绍,审方要点见图 10-1)。

非苯二氮䓬类药物及审方要点

1. **作用机制**　对 γ- 氨基丁酸受体 A 上的 α_1 亚基选择性激动,主要发挥催眠作用,不良反应较 BZD 轻。该类药物按第二类精神药品管理。

2. **适应证**　见表 10-1。

3. **常用药物**　包括佐匹克隆、右佐匹克隆、唑吡坦、扎来普隆。

4. **禁用与慎用(共性的)**　对药物或其中成分过敏者禁用。严重呼吸功能受损患者、重度阻塞型睡眠呼吸暂停低通气综合征患者、重症肌无力患者禁用。

5. **不良反应(常见、严重)**　常见口苦、口干、嗜睡、肌无力、遗忘等反应。长期用药后突然停药会出现戒断症状。

6. **特殊人群用药(共性的)**　孕妇慎用。哺乳期妇女使用期间停止哺乳。老年患者应适当调整剂量。

表 10-1 非苯二氮䓬类镇静催眠药物审方要点列表

药物	剂型	适应证	用法用量	特殊人群	禁忌	相互作用	注意事项
佐匹克隆	片剂、胶囊剂	各类失眠症	口服。1. 成人 7.5mg，临睡时服。2. 老年人 最初临睡时服 3.75mg，必要时服 7.5mg。3. 肝功能受损者 服 3.75mg	1. 孕妇慎用。哺乳期妇女使用期间停止哺乳。2. 老年患者应适当调整剂量。3. 肝、肾功能受损者应适当调整剂量	1. 对本药过敏者。2. 失代偿的呼吸功能不全患者、重症肌无力、重度阻塞型睡眠呼吸暂停低通气综合征患者	1. 与神经肌肉阻滞药（简箭毒碱、肌松药）或其他 CNS 抑制药合用可增强镇静作用。2. 与苯二氮䓬类抗焦虑药和催眠药合用，可增加戒断综合征发生风险	1. 肌无力患者用药时需注意医疗监护，呼吸功能不全者应适当调整剂量。2. 使用期间禁止摄入酒精含酒精的饮料。3. 连续用药时间不宜过长，突然停药可引起停药综合征应谨慎。4. 服药后及第 2 天不宜驾驶车辆，操作机械或高空作业。5. 肝肾功能受损者，肺功能受损者慎用
右佐匹克隆	片剂	治疗失眠	口服。1. 成人 推荐起始剂量为入睡前 2mg，由于 3mg 可以更有效地延长睡眠时间，可根据临床需要起始剂量为 3mg 或增加到 3mg。2. 老年人 起始剂量可为睡前 1mg，必要时可增加到 2mg。睡眠维持障碍推荐起始剂量为入睡前 2mg。3. 严重肝脏损伤患者应慎重使用本品，初始剂量为 1mg	1. 孕妇慎用。哺乳期妇女使用期间停止哺乳。2. 老年患者应适当调整剂量。3. 严重肝功能受损者需调整剂量、轻中度肝功能受损者和肾功能受损者无须调整剂量	1. 对本药过敏者。2. 失代偿的呼吸功能不全、重症肌无力、重度阻塞型睡眠呼吸暂停通气综合征患者	1. 与其他 CNS 抑制作用的药物合用可能导致 CNS 抑制作用风险增加，需调整剂量。2. 不可与酒精同服，同服可增强镇静作用。3. 与 CYP3A4 强抑制剂，如伊曲康唑、克拉霉素、利托那韦等合用时，应降低右佐匹克隆的剂量。4. 与 CYP3A4 的强诱导剂如利福平合用可使右佐匹克隆血药浓度降低	1. 如高脂饮食后立刻服用右佐匹克隆有可能会引起药物佐匹克隆吸收减慢，导致右佐匹克隆对睡眠潜伏期的作用降低。2. 因快速起效，右佐匹克隆应仅在上床准备睡觉前服用或已经上床但睡眠困难时服用。3. 连续用药时间不宜过长，突然停药可引起停药综合征，应谨慎。4. 服药后及第 2 天不宜驾驶车辆，操作机械或高空作业

续表

药物	剂型	适应证	用法用量	特殊人群	禁忌	相互作用	注意事项
唑吡坦	片剂	限用于严重睡眠障碍的治疗,偶发性失眠症和暂时性失眠症	临睡时口服。 1. 成人　常用治疗剂量为10mg/d。应使用最低有效剂量,最大治疗剂量10mg/d。 2. 老年患者或肝功受损的患者剂量应减半,即为5mg。 3. 疗程　治疗时间尽可能短,不宜超过4周,很短期治疗的患者无须逐渐停药。 (1) 偶发性失眠(如旅行期间),治疗2~5天。 (2) 暂时性失眠(如烦恼期间),治疗2~3周	1. 不建议孕妇使用。哺乳期妇女使用期间停止哺乳。 2. 不用于18岁以下患者。 3. 老年患者剂量应减半。 4. 肝功受损患者慎用,必要时剂量应减半	1. 对本药或其中成分过敏者。 2. 严重呼吸功能受损,阻塞型睡眠呼吸暂停综合征,严重、急性或慢性肝功能不全(有肝性脑病风险),肌无力患者	1. 与其他CNS抑制作用的药物如苯二氮䓬类、阿片片类、三环类、抗惊厥药、抗组胺药、乙醇等合用可能导致CNS抑制作用增加,需调整剂量。 2. 与曲林合用,可使唑吡坦的血药浓度增加。 3. 华法林为一种CYP3A4诱导剂,可显著降低唑吡坦的药浓度和药效学作用。与之合用可导致唑吡坦的疗效降低。 4. 不建议与酒精同服,因为合用时可能增强镇静作用	1. 如果患者接受本药治疗7~10天后未见失眠症状好转,则可能预示患者存在潜发性的精神疾病和/或医学疾病,应该对患者进行重新评估。 2. 患者用药后可出现血管性水肿,呼吸困难、咽喉闭合或恶心和呕吐,提示存在过敏反应,可危及生命。因此一旦出现血管性水肿的患者应停止治疗。 3. 患者用药期间可出现异常思维和行为改变,请及时告知医生。 4. 过快减量或突然停药可出现停药综合征。 5. 服药后及第2天不宜驾驶车辆,操作机械或高空作业。 6. 肺功能受损者慎用

续表

药物	剂型	适应证	用法用量	特殊人群	禁忌	相互作用	注意事项
扎来普隆	片剂,胶囊剂	适用于人睡困难的失眠症的短期治疗	口服。5~10mg/次,睡前服用或人睡困难时服用。1. 体重较轻的患者,推荐剂量为5mg/次。2. 老年人、糖尿病患者和轻中度肝功能受损的患者,推荐剂量为5mg/次。每晚只服用1次。3. 持续用药时间限制在7~10天。如果服药7~10天后失眠仍未减轻,医生应对患者失眠的病因重新进行评估	1. 孕妇禁用。哺乳期妇女使用期间停止哺乳。2. 老年患者剂量应从低剂量开始。3. 轻、中度肝功能受损患者慎用,必要时用最低剂量。严重受损者禁用。4. 轻、中度肾功能受损患者可用。严重受损者慎用	1. 对本药或其中成分过敏者。2. 严重肝、肾功能受损者,阻塞型睡眠呼吸暂停通气综合征、重症肌无力,严重呼吸困难或胸部疾病患者	1. 与作用于脑部的药物如治疗精神性疾病的药物、麻醉剂和用于治疗变态反应的药物等联合使用时,可能因协同作用而加重药后遗睡,导致清晨仍思睡。2. 与乙醇合用,可增强乙醇对中枢神经系统的损伤作用。3. 与丙米嗪合用后,清醒程度降低,运动精神行为能力损伤。4. 与酶诱导剂如利福平合用,会使本药血药浓度降低4倍。5. 与本海拉明合用,两者都有镇静作用,合用需特别注意	1. 服药期间禁止饮酒。2. 为了使扎来普隆更好地发挥作用,请不要在服用完高脂饮食后立即服用。3. 患者用药期间可能出现异常睡眠和行为改变,请及时告知医生。4. 服药后及第2天不宜驾驶车辆、操作机械或高空作业

【参考文献】

［1］郝伟, 陆林 . 精神病学 . 8 版 . 北京 : 人民卫生出版社, 2018.

［2］陆林, 沈渔邨 . 精神病学 . 6 版 . 北京 : 人民卫生出版社, 2018.

［3］江开达 . 精神药理学 . 2 版 . 北京 : 人民卫生出版社 . 2011.

［4］中华医学会神经病学分会, 中华医学会神经病学分会睡眠障碍学组 . 中国成人失眠诊断与治疗指南 (2017 版). 中华神经科杂志, 2018, 51 (5): 324-335.

审方实操案例

审方实操案例使用步骤:

1. 阅读门诊处方或者医嘱。

2. 在审方思维训练卡中规范性审核"□"勾选相应问题。

3. 在适宜性审核的表格中填写答案。

非苯二氮䓬类镇静催眠药审方实操案例

门诊处方

<table>
<tr><td colspan="4" align="center">×× 省 ×× 医院处方</td></tr>
<tr><td>姓名:李某某</td><td>性别:女</td><td>年龄:68 岁</td><td>日期:20200103</td></tr>
<tr><td>科室:神经内科</td><td colspan="2">处方号:×××××××</td><td>医保属性:自费</td></tr>
<tr><td colspan="3">身份证号:××××××</td><td colspan="1">单位或住址:××××××</td></tr>
<tr><td colspan="4">诊断:睡眠障碍</td></tr>
<tr><td colspan="4">Rp:</td></tr>
<tr><td>药名</td><td>规格和数量</td><td>单次用量</td><td>用法</td></tr>
<tr><td>佐匹克隆片</td><td>7.5mg × 12 片 × 4 盒</td><td>7.5mg</td><td>口服,1 次 /d,睡前服用</td></tr>
<tr><td>阿普唑仑片</td><td>0.4mg × 48 片</td><td>0.4mg</td><td>口服,1 次 /d,睡前服用</td></tr>
<tr><td>处方医师:×××</td><td>审核药师:×××</td><td colspan="2">调配药师:×××</td></tr>
</table>

审方思维训练卡

一、规范性审核(在相应的方框内打钩)

□ 处方内容缺项。

□ 医师签名、签章不规范。

□ 新生儿、婴幼儿处方未写明日龄、月龄或体重。

□ 西药、中成药与中药饮片未分别开具处方。

□ 未使用药品规范名称开具处方。

□ 用法、用量使用"遵医嘱""自用"等含混不清字句。

□ 开具处方未写临床诊断或临床诊断书写不全。

□ 单张处方超过 5 种药品。

□ 门诊处方超过 7 日用量,急诊处方超过 3 日用量。

二、适宜性审核(在表格内填写存在的问题)

药名	适应证	禁用 / 慎用	剂型 / 给药途径	用法用量	重复用药 / 相互作用
佐匹克隆片					
阿普唑仑片					

参考答案:

该处方为不规范处方、用药不适宜处方。

√ 开具第二类精神药品未执行国家有关规定:门诊处方开具第二类精神药品一般每张处方不得超过 7 日常用量,对于慢性疾病或某些特殊情况的患者,处方用量可以适当延长,医师应当注明理由。本处方两药均开具 48 日常用量。超常用量太久。

√ 联合用药不适宜:68 岁老年患者,联用佐匹克隆和阿普唑仑,出现戒断综合征不良反应的风险增大。联用不适宜。如需交替使用,建议在处方中注明或分开独立处方开具,并与患者交代清楚。

审方依据:

1. 医政医管局 . 中华人民共和国卫生部令(第 53 号) ——处方管理办法 . 〔2020-09-28〕.http://www.nhc.gov.cn/yzygj/s3572/200804/dd4277bbf3784ff589b9f12b6a0422ab.shtml.

2. 佐匹克隆片药品说明书。

3. 阿普唑仑片药品说明书。

第十一章
注意缺陷多动障碍

第一节　注意缺陷多动障碍概述

一、流行病学

注意缺陷多动障碍(attention deficit and hyperactive disorder, ADHD)又称儿童多动症,简称多动症,主要表现为与年龄不相称的注意力分散,注意广度缩小,不分场合的过度活动,情绪冲动并伴有认知障碍和学习困难,其智力正常或接近正常。近年来普遍认为该症是具有生物学基础、执行功能明显受损的慢性神经发育障碍。ADHD 的症状基本在学前出现,9岁时最为突出。随着年龄增长,共患学习困难和其他精神障碍的概率明显增加。全球儿童发病率为 7.2%,60%~80% 可持续至青少年期,50.9% 持续为成人 ADHD,约 65% 的患儿存在一种或多种共患病。据统计,我国儿童 ADHD 患病率为 6.26%。男女比例为(4~9)∶1。

二、临床表现和分型

1. **临床表现**　ADHD 的症状多种多样,并常因年龄、所处环境和周围人对待态度的不同而有所不同。

(1)活动过度:大都开始于幼儿早期,进入小学后因受到各种限制,表现得更为显著。有部分患儿在婴儿期就开始有过度活动,学步时往往以跑代走。凡能碰到的东西总要碰一下,话较多,好插嘴及吵闹,易引起大人的厌烦。活动过度的表现最惹人注目。

(2)注意力集中困难:患儿的注意力易受环境的影响而分散,因而注意力集中的时间短暂。对各方面的刺激几乎都起反应,不能滤过无关刺激,所以注意力难以集中。注意力集中短暂和注意力易分散是 ADHD 最经常出现的症状。

(3)情绪不稳,冲动任性:由于缺乏克制力,常对一些不愉快刺激,作出过分反应,以致在冲动之下伤人或破坏东西,无故叫喊。要求必须立即得到满足,否则就会发生情绪极端变化。这是 ADHD 突出而又经常出现的症状。

(4)学习困难:患儿智力水平大都正常或接近正常。然而由于存在以上症状,学习有一定困难。包括存在知觉活动障碍、综合分析障碍和空间定位障碍,还有诵读、拼音、书写或语言表达等困难。

三、治疗原则

目前共识认为 ADHD 是一种有生物学基础的、终身性慢性疾病,治疗应遵照慢性疾病的医护模式和家庭治疗原则。治疗的方式有两大类:非药物治疗和药物治疗。非药物治疗包括心理教育、心理行为治疗、特殊教育和功能训练,并围绕这些方面开展医学心理学治疗、家长培训和学校干预。4~6 岁 ADHD 患儿首选非药物治疗。6 岁以后采用药物治疗和非药物治疗相结合的综合治疗,以帮助患儿以较低用药剂量达到最佳疗效。药物治疗需遵循如下原则。

1. 用药前应评估患儿的用药史、药物禁忌、基线年龄的身高及体重、心血管情况。若药物治疗可能影响 Q-T 间期,还需进行心电图检查。此外,有先天性心脏病史或心脏手术史、一级亲属 40 岁以下猝死家族史、劳累时异于同龄儿的呼吸急促或晕厥、心悸、心律失常以及有心源性胸痛病史的患儿,用药前应参考心脏专科的意见。

2. 主要结合患儿耐受性评估,选择适宜的起始剂量,逐步递增剂量,约每周调整 1 次,以达到最佳剂量。

3. 治疗期间除随访疗效以外,还需随访药物不良反应,定期监测体格生长指标、心率、血压等。症状完全缓解 1 年以上方可考虑减量及停药。

4. ADHD 症状和功能完全缓解 1 年以上,可在慎重评估症状、共患病和功能各方面表现后谨慎尝试停药,且停药期间定期随访检测病情变化。

5. 根据患者病情如共患疾病情况等,可选择抗抑郁药、抗精神病药等作为辅助治疗。

6. 6 岁以下儿童原则上不推荐药物治疗,仅在症状造成多方面显著不良的影响时才建议谨慎选择药物治疗。

7. 需构建有效的慢性疾病管理体系,由专业医生、家长及教师组成联合治疗团队共同商讨治疗和随访方案,持续监测药效和不良反应。

第二节　注意缺陷多动障碍治疗药物及审方要点

治疗 ADHD 药物大致可分为中枢兴奋剂和非中枢兴奋剂两大类。中枢兴奋剂,主要有哌甲酯。非中枢兴奋剂,主要是选择性去甲肾上腺素再摄取抑制剂托莫西汀,抗抑郁药包括三环类抗抑郁药、安非他酮、SSRI、SNRI,以及 α_2 肾上腺素受体激动剂如可乐定、胍法辛等。本文主要介绍我国目前治疗 ADHD 的一线用药,哌甲酯类制剂和托莫西汀,审方要点见图 11-1。

一、中枢兴奋剂

1. **作用机制**　结构与脑内儿茶酚胺类神经递质相似,因此能结合相应的配体,阻断突触前膜上的多巴胺转运体,从而提高纹状体和前额叶皮质突触间隙内的递质浓度,增强突触后膜受体的作用。继而使某些神经细胞兴奋,增强大脑的控制能力,从而克制无目的的多动,提高注意力和学习能力。

2. **适应证**　见表 11-1。

3. **常用药物**　包括哌甲酯。

表 11-1 中枢兴奋剂审方要点列表

药物	剂型	适应证	用法用量	特殊人群	禁忌	相互作用	注意事项
哌甲酯	片剂、注射剂	1. 缓释制剂 用于治疗注意缺陷多动障碍。 2. 速释制剂 (1)用于注意缺陷多动障碍:儿童多动综合征,轻度脑功能失调。 (2)发作性睡病。 (3)巴比妥类、水合氯醛等中枢抑制药过量引起的昏迷。 3. 注射剂 (1)用于消除催眠药引起的嗜睡、倦怠及呼吸抑制。 (2)用于治疗小儿轻微脑功能失调	不可用于6岁以下儿童 口服,整片用水送下,不能咀嚼、溶开或压碎。1次/d。给药后作用可持续12小时,应在早晨服药。可于餐前或餐后服用。 1. 缓释制剂 (1)初次使用,推荐起始剂量为18mg,1次/d。 (2)每次可增加剂量18mg,直至最高剂量为54mg。通常约每周调整剂量1次。 2. 速释制剂 口服 (1)成人,10mg/次,2~3次/d,餐前45分钟服用。 (2)6岁以上儿童,5mg/次,2次/d,早餐或午餐前服用。然后每周递增5~10mg,不超过40mg/d。 3. 注射剂 皮下、肌内注射或缓静脉注射10~20mg/次	1. 哺乳期妇女使用时应停止哺乳。注射剂禁用于孕妇及哺乳期妇女。 2. 严重肝功能受损者需调整剂量,轻中度肝功能受损者和肾功能受损者无须调整剂量	1. 对本药或其中成分过敏者。 2. 有明显焦虑、紧张和激越症状的患者,严重心血管疾病、青光眼、有家族史或诊断有抽动秽语综合征,正在或14天内使用过单胺氧化酶抑制剂治疗的患者	1. 可能引起血压升高,与升压药合用要谨慎。 2. 哌甲酯可能抑制香豆素类抗凝血药、抗惊厥药(如苯巴比妥、苯妥英)和一些抗抑郁药(三环类和选择性5-羟色胺再摄取抑制剂)的代谢。合用时,应减少上述药物剂量。在开始或停止与哌甲酯合用时,如需要,应调整抗凝剂量或监测血浆药物浓度(如与香豆素合用时,应监测凝血时间)。 3. 已有哌甲酯与可乐定合用发生严重不良事件的报道,合用时应谨慎。 4. 与中枢兴奋药合用可增效。 5. 与抗M胆碱药合用,作用相加,可诱发紧张、激动、失眠,甚至惊厥或心律失常	1. 已见有结构性心脏异常或其他严重心脏病的儿童有青少年、已见成年患者正常使用哌甲酯可发生猝死,脑卒中和心肌梗死,使用时需密切监测心脏功能。 2. 哌甲酯可引起平均血压和平均心率中度升高,使用期间应监测血压和心率,尤其高血压患者。 3. 傍晚后不宜服药,以免引起失眠。 4. 服药后可引起头晕,不宜驾驶车辆、操作机械或高空作业。 5. 运动员、癫痫、高血压、药物依赖史或酒精依赖史的患者慎用

4. **禁用与慎用（共性的）** 对本类药物或其中成分过敏者禁用。

5. **不良反应（常见、严重）** 常见食欲抑制（早上和中午）、睡眠障碍（入睡延迟）、心率加快和血压升高等。

6. **特殊人群用药（共性的）** 不可用于 6 岁以下儿童。

审方实操案例

审方实操案例使用步骤：

1. 阅读门诊处方或者医嘱。

2. 在审方思维训练卡中规范性审核"□"勾选相应问题。

3. 在适宜性审核的表格中填写答案。

中枢兴奋剂审方实操案例

门诊处方

×× 省 ×× 医院处方			
姓名：禹某某	性别：男	年龄：8 岁	日期：20200229
科室：儿科	处方号：×××××××		医保属性：自费
身份证号：×××××		单位或住址：×××××	
诊断：代诊开药			
Rp:			
药名	规格和数量	单次用量	用法
哌甲酯缓释片	18mg×15 片 ×2 瓶	9mg/ 次	口服，1 次 /d
处方医师：×××	审核药师：×××	调配药师：×××	

审方思维训练卡

一、规范性审核（在相应的方框内打钩）

□ 处方内容缺项。

□ 医师签名、签章不规范。

□ 新生儿、婴幼儿处方未写明日龄、月龄或体重。

□ 西药、中成药与中药饮片未分别开具处方。

□ 未使用药品规范名称开具处方。

☐ 用法、用量使用"遵医嘱""自用"等含混不清字句。

☐ 开具处方未写临床诊断或临床诊断书写不全。

☐ 单张处方超过 5 种药品。

☐ 门诊处方超过 7 日用量,急诊处方超过 3 日用量。

二、适宜性审核(在表格内填写存在的问题)

药名	适应证	禁用 / 慎用	剂型 / 给药途径	用法用量	重复用药 / 相互作用
哌甲酯缓释片					

参考答案:

该处方为不规范处方、用药不适宜处方。

√ 临床诊断不规范:临床诊断为代诊开药,不规范。

√ 用法用量不适宜:哌甲酯缓释片规格为 18mg/ 片,不可掰开服用。治疗 ADHD 推荐起始剂量为 18mg/ 次,1 次 /d。该处方用法用量不适宜。

审方依据:

1. 医政医管局 . 中华人民共和国卫生部令(第 53 号)——处方管理办法 .[2020-09-28]. http://www.nhc.gov.cn/yzygj/s3572/200804/dd4277bbf3784ff589b9f12b6a0422ab.shtml.

2. 哌甲酯缓释片药品说明书。

二、选择性去甲肾上腺素再摄取抑制剂

1. **作用机制**　通过逐渐增加细胞外的去甲肾上腺素水平来发挥翻转效应,和去甲肾上腺素转运体有非常高的亲和力,可阻断突触前膜去甲肾上腺素再摄取,从而使大脑额叶前皮质部位的神经元突触处的神经递质得以增加。此外,还可与 5- 羟色胺转运体和多巴胺转运体结合,但亲和力较低。

2. **适应证**　见表 11-2。

3. **常用药物**　包括托莫西汀。

4. **禁用与慎用(共性的)**　已知对本类药物或其中成分过敏者禁用。

5. **不良反应(常见、严重)**　常见食欲抑制、恶心、失眠、口干、眩晕、心率异常和肝损害。

6. **特殊人群用药(共性的)**　不可用于 6 岁以下儿童。

表 11-2　选择性去甲肾上腺素再摄取抑制剂审方要点列表

药物	剂型	适应证	用法用量	特殊人群	禁忌	相互作用	注意事项
托莫西汀	胶囊、口服液	治疗儿童和青少年的注意缺陷多动障碍	口服。可与食物同服或分开服。可每日早晨单次服药，或早晨和傍晚2次/d。 1. 单药使用 (1) 体重不足70kg的儿童和青少年用量：初始剂量0.5mg/(kg·d)，使用3天（口服液3天目标剂量1.2mg/(kg·d)）后加量，至总目标剂量1.4mg/(kg·d)。最大剂量不应超过1.4mg/(kg·d)或100mg/d，选其中较小的一个剂量。 (2) 体重超过70kg的儿童、青少年用量：初始剂量40mg/d，并使用3天（口服液3天）后加量，至总目标剂量，80mg/d。继续使用2~4周后，如仍未达到最佳疗效，最大剂量可以增加到100mg/d。 2. 与强CYP2D6抑制剂联合使用的剂量调整 (1) 服用强CYP2D6抑制剂如帕罗西汀、氟西汀、奎尼丁，且体重不足70kg的儿童和青少年，初始剂量应为0.5mg/(kg·d)；只有当4周后症状未改善并有很好的耐受时，才增加至目标通常的目标剂量1.2mg/(kg·d)。 (2) 服用强CYP2D6抑制剂如帕罗西汀、氟西汀、奎尼丁，且体重超过70kg的成人、青少年和儿童，初始剂量应为40mg/d，如果4周后症状未见改善并有很好的耐受性，仅可增加至通常的目标剂量80mg/d。 (3) 停止治疗时，不需逐渐减量	1. 哺乳期妇女使用时应停止哺乳。 2. 不可用于6岁以下儿童。 3. 肝功能受损者需调整剂量。正常中度肝损伤患者，初始和目标剂量应降至常规用量的50%。重度肝损伤患者，初始和目标剂量应降至常规用量的25%	1. 对本药或其中成分过敏者。 2. 闭角型青光眼，严重心血管疾病、嗜铬细胞瘤或有嗜铬细胞瘤病史。 3. 正在或14天内使用过单胺氧化酶抑制剂治疗的患者	1. 与CYP2D6强抑制剂（如帕罗西汀、氟西汀和奎尼丁）联合使用或CYP2D6弱代谢患者（PM）使用时，托莫西汀的稳态血药浓度增加，因此有必要减少托莫西汀的剂量。 2. 与升压药（如多巴胺、多巴酚丁胺）合用时应慎重，因合用时可能影响血压。 3. 系统给药（口服或静脉注射）沙丁胺醇（或其他β₂受体激动剂）的患者使用托莫西汀需要注意，因为沙丁胺醇可能会导致心率增快和血压升高	1. 接受托莫西汀治疗的儿童患者的家庭成员和护理人员要每日监测患者是否出现激越、易激惹、异常的行为改变，以及其他如上描述的症状和自杀倾向的出现，如有需立即向有关医务人员报告。 2. 可引起肝功能受损，发展成急性肝衰竭甚至死亡，使用期间注意监测肝损伤症状，体征和实验室检查。 3. 托莫西汀可导致猝死及先天性心脏结构异常或其他严重心脏疾病等，使用期间需密切监测心脏功能。 4. 用药后可引起血压升高和心率加快，因此，患有高血压、心动过速或心血管疾病的患者应注意。在治疗前，剂量增加时和治疗中应定期测量脉搏和血压。 5. 服药后及第2天不宜驾驶车辆，操作机械或高空作业

【参考文献】

［1］陆林.沈渔邨精神病学.6版.北京：人民卫生出版社，2018.

［2］江开达.精神药理学.2版.北京：人民卫生出版社，2011.

［3］中华医学会儿科学分会发育行为学组.注意缺陷多动障碍早期识别、规范诊断和治疗的儿科专家共识.中华儿科杂志，2020, 58 (3): 188-193

审方实操案例

审方实操案例使用步骤：

1. 阅读门诊处方或者医嘱。

2. 在审方思维训练卡中规范性审核"□"勾选相应问题。

3. 在适宜性审核的表格中填写答案。

选择性去甲肾上腺素再摄取抑制剂审方实操案例

门诊处方

×× 省 ×× 医院处方			
姓名：付某某	性别：女	年龄：13 岁(50kg)	日期：20200103
科室：少儿心理科	处方号：××××××××	医保属性：自费	
身份证号：××××××		单位或住址：××××××	
诊断：1.注意缺陷多动障碍；2.抑郁症			
Rp:			
药名	规格和数量	单次用量	用法
托莫西汀胶囊	40mg×7 粒 ×2 盒	40mg	口服，2 次 /d
氟西汀片	10mg×14 片 ×2 盒	40mg	口服，1 次 /d
处方医师：×××	审核药师：×××	调配药师：×××	

审方思维训练卡

一、规范性审核（在相应的方框内打钩）

□ 处方内容缺项。

□ 医师签名、签章不规范。

□ 新生儿、婴幼儿处方未写明日龄、月龄或体重。

□ 西药、中成药与中药饮片未分别开具处方。

□ 未使用药品规范名称开具处方。

□ 用法、用量使用"遵医嘱""自用"等含混不清字句。

□ 开具处方未写临床诊断或临床诊断书写不全。

□ 单张处方超过 5 种药品。

□ 门诊处方超过 7 日用量,急诊处方超过 3 日用量。

二、适宜性审核(在表格内填写存在的问题)

药名	适应证	禁用/慎用	剂型/给药途径	用法用量	重复用药/相互作用
托莫西汀胶囊					
氟西汀片					

参考答案:

该处方为用药不适宜处方:

√ 用法用量不适宜:①托莫西汀与 CYP2D6 强抑制剂氟西汀联合使用时,需减少托莫西汀剂量。联用时,体重不足 70kg 的儿童和青少年,托莫西汀不应超过 1.2mg/(kg·d);②氟西汀治疗 8 岁以上儿童青少年的抑郁症,起始剂量应为 10mg/d,根据病情增至 20mg/d。本处方用法用量不适宜。

审方依据:

1. 托莫西汀胶囊药品说明书。

2. 氟西汀片药品说明书。